◎ 李兴春 著 ◎

JIANRUISHIYOU DE ZHENZHI

尖锐湿疣的诊治

主编 李兴春

编委（以姓氏笔画为序）

马 莉 田 军 刘 梅 朱 珠
胥 影 谢英彪 颜 丽 戴 华

苏州大学出版社

图书在版编目(CIP)数据

尖锐湿疣的诊治 / 李兴春主编. —苏州:苏州大学出版社,2015.2(2023.5重印)
ISBN 978-7-5672-1243-5

Ⅰ.①尖… Ⅱ.①李… Ⅲ.①尖锐湿疣-诊疗 Ⅳ.①R752.5

中国版本图书馆CIP数据核字(2015)第035494号

书　　名:	尖锐湿疣的诊治
主　　编:	李兴春
责任编辑:	陈林华
出版发行:	苏州大学出版社
社　　址:	苏州市十梓街1号　邮编:215006
印　　刷:	苏州工业园区美柯乐制版印务有限责任公司
开　　本:	850 mm×1 168 mm　1/32　印张5.125 字数137千
版　　次:	2015年2月第1版
印　　次:	2023年5月第6次印刷
书　　号:	ISBN 978-7-5672-1243-5
定　　价:	25.00元

苏州大学版图书若有印装错误,本社负责调换
苏州大学出版社营销部　电话:0512-65225020
苏州大学出版社网址　http://www.sudapress.com

目 录

尖锐湿疣的病因 /1

1. 什么是尖锐湿疣 /1
2. 什么是病毒 /3
3. 什么是人类乳头瘤病毒 /5
4. 尖锐湿疣的发病原因是什么 /7
5. 尖锐湿疣的危害有哪些 /9
6. 尖锐湿疣对男人的危害有多大 /10
7. 男性肛门尖锐湿疣有什么危害 /10
8. 尖锐湿疣对女性有什么危害 /11
9. 什么是妊娠尖锐湿疣 /11
10. 尖锐湿疣的癌变概率有多大 /12
11. 尖锐湿疣为何会复发 /14

尖锐湿疣的传播途径与发病机制 /16

12. 尖锐湿疣的传播途径有哪些 /16
13. 尖锐湿疣为何也能跑到嘴上去 /18
14. 什么样的人易患尖锐湿疣 /19
15. 感染尖锐湿疣的因素有哪些 /21
16. 为什么婚姻出问题容易导致尖锐湿疣 /23
17. 儿童为什么会感染尖锐湿疣 /24
18. 儿童是如何患上尖锐湿疣的 /25

19. 人类乳头瘤病毒的传播方式有哪些 /25
20. 尖锐湿疣的发病机制是什么 /26
21. 尖锐湿疣为什么总容易复发 /27

尖锐湿疣的临床表现 /29

22. 什么是尖锐湿疣的临床感染 /29
23. 什么是尖锐湿疣的亚临床感染 /31
24. 什么是尖锐湿疣的潜伏感染 /31
25. 尖锐湿疣的临床表现有哪些 /32

尖锐湿疣的实验室检查 /35

26. 尖锐湿疣的实验室检查方法有哪些 /35
27. 人类乳头瘤病毒的微生物学诊断方法有哪些 /36
28. 尖锐湿疣患者为何要做细胞学检查 /37
29. 尖锐湿疣患者为何要做组织病理学检查 /37
30. 尖锐湿疣患者为何要做透视电镜检查 /38
31. 尖锐湿疣患者为何要做免疫组化检查 /39
32. 尖锐湿疣患者为何要做聚合酶链反应 /40
33. 尖锐湿疣患者为何要做局部试验 /41
34. 尖锐湿疣患者为何要做免疫功能检查 /42

尖锐湿疣的诊断与鉴别诊断 /44

35. 如何诊断尖锐湿疣 /44
36. 如何鉴别诊断尖锐湿疣 /44
37. 真假尖锐湿疣如何鉴别 /45

尖锐湿疣的西医治疗 /47

38. 尖锐湿疣的治疗原则是什么 /47
39. 尖锐湿疣的治疗方法有哪些 /48

40. 尖锐湿疣患者如何选择治疗方法 /51
41. 尖锐湿疣患者如何进行激光治疗 /52
42. 尖锐湿疣患者如何进行电灼治疗 /54
43. 尖锐湿疣患者如何进行冷冻治疗 /55
44. 如何用足叶草毒素加干扰素治疗尖锐湿疣 /57
45. 如何用足叶草毒素加白细胞介素治疗尖锐湿疣 /58
46. 如何用足叶草毒素加胸腺素治疗尖锐湿疣 /58
47. 如何用足叶草毒素加卡介菌多糖核酸治疗尖锐湿疣 /58
48. 如何用三氯醋酸和其他药物联合治疗尖锐湿疣 /59
49. 如何用 5-氟脲嘧啶和其他药物联合治疗尖锐湿疣 /60
50. 如何用 5% 咪喹莫特和其他药物联合治疗尖锐湿疣 /60
51. 尖锐湿疣患者如何进行手术治疗 /61
52. 足叶草脂类制剂是如何治疗尖锐湿疣的 /63
53. 咪喹莫特是如何治疗尖锐湿疣的 /64
54. 5-氟脲嘧啶是如何治疗尖锐湿疣的 /66
55. 三氯醋酸、二氯醋酸是如何治疗尖锐湿疣的 /67
56. 爱宝疗浓缩液是如何治疗尖锐湿疣的 /68
57. 酞丁胺是如何治疗尖锐湿疣的 /68
58. 甲醛是如何治疗尖锐湿疣的 /69
59. 外用药物治疗尖锐湿疣时要注意什么 /69
60. 干扰素是如何辅助治疗尖锐湿疣的 /70
61. 胸腺肽是如何辅助治疗尖锐湿疣的 /72
62. 白细胞介素-2是如何辅助治疗尖锐湿疣的 /72
63. 转移因子是如何辅助治疗尖锐湿疣的 /73

64. 卡介菌多糖核酸是如何辅助治疗尖锐湿疣的 /74
65. 聚肌胞是如何辅助治疗尖锐湿疣的 /75
66. 左旋咪唑是如何辅助治疗尖锐湿疣的 /75
67. 丙种球蛋白是如何辅助治疗尖锐湿疣的 /76
68. 多抗甲素是如何辅助治疗尖锐湿疣的 /77
69. 异丙肌苷是如何辅助治疗尖锐湿疣的 /78
70. 锌制剂是如何辅助治疗尖锐湿疣的 /78
71. 妊娠期尖锐湿疣如何治疗 /78
72. 如何用PDL生物光波互融疗法治疗尖锐湿疣 /81
73. 治疗尖锐湿疣的误区有哪些 /82

尖锐湿疣的中医治疗 /84

74. 中医如何辨证治疗尖锐湿疣 /84
75. 如何用中医专利疗法治疗尖锐湿疣 /85
76. 哪些内服汤药可以治疗尖锐湿疣 /86
77. 如何敷贴治疗尖锐湿疣 /92
78. 中医外治尖锐湿疣的方法有哪些 /96
79. 如何熏洗治疗尖锐湿疣 /96
80. 中医如何局部注射治疗尖锐湿疣 /103
81. 如何用中药配合二氧化碳激光治疗尖锐湿疣 /103
82. 如何用中药配合电灼治疗尖锐湿疣 /104
83. 如何用中药配合手术治疗尖锐湿疣 /104

尖锐湿疣的生活调养 /105

84. 日常生活中如何应对尖锐湿疣 /105
85. 尖锐湿疣患者要注意什么 /106
86. 尖锐湿疣患者药物治疗后如何护理局部 /107
87. 女性清洗外阴为何要用"熟水" /108
88. 尖锐湿疣患者有何饮食宜忌 /108

89. 如何用健康的心理面对尖锐湿疣 /109

尖锐湿疣的预防 /112

90. 如何预防尖锐湿疣 /112
91. 尖锐湿疣癌变可以预防吗 /113

尖锐湿疣并发症的防治 /115

92. 尖锐湿疣的并发症有哪些 /115
93. 尖锐湿疣并发淋病如何治疗 /115
94. 尖锐湿疣并发非淋菌性尿道炎如何治疗 /118
95. 尖锐湿疣并发梅毒如何治疗 /119
96. 尖锐湿疣并发生殖器疱疹如何治疗 /122
97. 尖锐湿疣并发生殖器念珠菌病如何治疗 /124
98. 尖锐湿疣并发滴虫性阴道炎如何治疗 /126
99. 尖锐湿疣并发细菌性阴道病如何治疗 /127
100. 尖锐湿疣并发阴虱病如何治疗 /128

附录：中医专利疗法治疗尖锐湿疣效果图谱 /131

尖锐湿疣的病因

1. 什么是尖锐湿疣

尖锐湿疣又称生殖器疣或性病疣,是一种由人类乳头瘤病毒引起的性传播疾病。潜伏期在3个月左右,短则2周,长则8个月以上,平均为3个月。患者主要是性活跃人群,以20~30岁为发病高峰,发病很大程度上取决于接种的病毒数量和机体的特异性免疫力,临床上表现为尖刺状、菜花状、乳头状增生物,表面潮湿,触之易出血。

尖锐湿疣是欧美国家最常见的性病之一,其发病率逐年上升,据不完全统计,近15年来,美国尖锐湿疣的发病数增加了5倍。尖锐湿疣在我国也是最主要的性病之一,有些地区发病数占全部性病患者的20%~31%,为第2位或第3位。我国南方比北方多见,好发年龄在16~35岁。尖锐湿疣的传染性很强,发病率较高,其发病率在国外仅次于非淋菌性尿道炎和淋病,占第3位。在国内居淋病之后,占第2位,其年增长率超过100%,居各类性病之首。少数患者的病变持续多年,经久不愈,因而要及早发现、及时彻底治疗。尖锐湿疣是性传播疾病之一,但与淋病、梅毒的传染方式不同,除了性接触所致之外,还有30%~40%是接触污染物所致。

尖锐湿疣与寻常疣、扁平疣、丝状疣、掌跖疣等,同为感染人类乳头瘤病毒引起。但不同类型的人类乳头瘤病毒能引起不同的疣。如1型主要引起掌跖疣,2型主要引起寻常疣,3型主要引起扁平疣,而尖锐湿疣主要是由6型、11型病毒感染所引起。人类乳头瘤病毒在温暖潮湿的环境中特别易生存增殖,故男女两性的外生殖器是最易感染的部位。病毒可自身接种,因此肛门等部位的损害常发生于两侧接触面。

绝大多数生殖道、肛门人类乳头瘤病毒感染是亚临床的,组织细胞学方法也仅能检出不到一半的感染,更多的是核酸水平的亚临床感染,组织细胞水平的亚临床感染,男性可通过醋酸白试验发现,部位主要在阴茎和阴囊;女性可由阴道镜、醋酸白试验、病理、宫颈涂片等方法检测,以宫颈感染最常见,有醋酸白上皮区、阴道前庭乳头瘤、融合型乳头瘤 3 种主要表现。

尖锐湿疣进展过程中绝大多数患者无任何不适感,如没有瘙痒、疼痛等自觉症状。有极少数患者局部可有轻度瘙痒、刺痛。调查 165 例中,女性外阴部尖锐湿疣患者中无自觉症状者就有 106 例(占 64.2%),有外阴瘙痒者仅 31 例(占 18.8%)。在作者的尖锐湿疣病例中无任何不适症状者占 74.6%,有轻度瘙痒者占 13.9%。男性尿道口尖锐湿疣患者中,少部分复发病例在尖锐湿疣损害发生前局部有瘙痒,随后发生尖锐湿疣损害,有刺痛感觉者占 4.2%。

在男性尿道口尖锐湿疣进展过程中,根据尖锐湿疣损害数目的多少、发生部位的不同可产生相应的症状。一般较为常见的症状是尖锐湿疣的发病部位多湿润,局部分泌物增多,其细菌等感染机会也会增加。在性生活后或其损害被磨擦后可引起出血,也可引起疼痛。若男性尿道口尖锐湿疣损害发生在尿道内,患者可有尿道不适感,可出现溢尿、肉眼血尿、分泌物自尿道排出、尿道有堵塞感、排尿不畅或排尿困难等症状,部分患者可有射精带血。

此外,男性尿道口尖锐湿疣发生在尿道内还可出现尿频、尿急、尿痛、尿流曲线改变等。如果尿道内病变严重累及膀胱者可发生双侧输尿管阻塞而造成肾积水、肾感染、肾功能不全。损害波及盆腔者可造成肠梗阻、下肢水肿。损害发生在肛门直肠部位时,可出现肛门内胀感、便血、排便不畅或排便时疼痛。

2. 什么是病毒

病毒是颗粒很小、以纳米为测量单位、结构简单、寄生性严格、以复制进行繁殖的一类非细胞型微生物。病毒是比细菌还小、没有细胞结构、只能在细胞中增殖的微生物,由蛋白质和核酸组成。多数要用电子显微镜才能观察到。

病毒能增殖、遗传和演化,因而具有生命最基本的特征。其主要特点是:

(1)形体极其微小,一般都能通过细菌滤器,因此病毒原叫"滤过性病毒",必须在电子显微镜下才能观察到。

(2)没有细胞构造,其主要成分仅为核酸和蛋白质两种,故又称"分子生物"。

(3)每一种病毒只含一种核酸,不是脱氧核糖核酸就是核糖核酸。

(4)既无产能酶系,也无蛋白质和核酸合成酶系,只能利用宿主活细胞内的代谢系统合成自身的核酸和蛋白质成分。

(5)以核酸和蛋白质等"元件"的装配实现其大量繁殖。

(6)在离体条件下,能以无生命的生物大分子状态存在,并长期保持其侵染活力。

(7)对一般抗生素不敏感,但对干扰素敏感。

(8)有些病毒的核酸还能整合到宿主的基因组中,并诱发潜伏性感染。

病毒同所有的生物一样,具有遗传、变异、进化的能力,是一种体积非常微小、结构极其简单的生命形式。病毒有高度的寄生性,完全依赖宿主细胞的能量和代谢系统,获取生命活动所需的物质和能量。离开宿主细胞,它只是一个大化学分子,停止活动,可制成蛋白质结晶,为一个非生命体。遇到宿主细胞它会通过吸附、进入、复制、装配、释放子代病毒而显示典型的生命体特征,所以病毒是介于生物与非生物的一种原始的生命体。

从遗传物质来看,病毒可以分为脱氧核糖核酸病毒、核糖核酸病毒、蛋白质病毒(如朊病毒)。从病毒结构来看,病毒可以分为真病毒和亚病毒,包括类病毒、拟病毒、朊病毒。从寄主类型来看,病毒可以分为噬菌体(细菌病毒)、植物病毒(如烟草花叶病毒)、动物病毒(如禽流感病毒、天花病毒等)。从性质来看,病毒可以分为温和病毒、烈性病毒(狂犬病毒)。

病毒的形态有球状病毒、杆状病毒、砖形病毒、冠状病毒、丝状病毒、链状病毒、有包膜的球状病毒、具有球状头部的病毒、封于包涵体内的昆虫病毒。

多数病毒直径在 100 nm 左右,较大的病毒直径为 300～450 nm,较小的病毒直径仅为 18～22 nm。

病毒主要由内部的遗传物质和蛋白质外壳组成。由于病毒是一类非细胞生物体,故单个病毒个体不能称做"单细胞",这样就产生了病毒粒或病毒体。病毒粒有时也称病毒颗粒或病毒粒子,专指成熟的、结构完整的和有感染性的单个病毒。核酸位于它的中心,称为核心或基因组,蛋白质包围在核心周围,形成了衣壳。衣壳是病毒粒的主要支架结构和抗原成分,有保护核酸等作用。衣壳是由许多在电镜下可辨别的形态学亚单位——衣壳粒所构成。核心和衣壳合称核心壳。有些较复杂的病毒(一般为动物病毒,如流感病毒),其核心壳外还被一层含蛋白质或糖蛋白的类脂双层膜覆盖着,这层膜称为包膜。包膜中的类脂来自宿主细胞膜。有的包膜上还长有刺突等附属物。包膜的有无及其性质与该病毒的宿主专一性和侵入等功能有关。昆虫病毒中有一类多角体病毒,其核壳被蛋白晶体所包被,形成多角形包涵体。

病毒的复制过程叫做复制周期。其大致可分为连续的 5 个阶段:吸附、侵入、增殖、成熟(装配)、裂解(释放)。

3. 什么是人类乳头瘤病毒

人类乳头瘤病毒(HPV)是一种嗜上皮性病毒,在人和动物中分布广泛,有高度的特异性。长期以来,已知人类乳头瘤病毒可引起人类的良性肿瘤和疣,如生长在生殖器官附近皮肤和黏膜上的人类寻常疣、尖锐湿疣,以及生长在黏膜上的乳头状瘤。

公元610年(隋代),我国著名医家巢元方撰写的《诸病源候论》中记载:"疣目者,人手足边或生如豆,或如结筋,或五个或十个相连肌里,粗强于肉,谓之疣目。"对疣目(寻常疣)的好发部位和皮损形态进行了描述。1907年发现乳头瘤病毒是皮肤疣的病原。1933年Shope在绵尾兔体内首次发现乳头瘤病毒,随后相继在人和各种动物中发现了乳头瘤病毒。

人类乳头瘤病毒属脱氧核糖核酸病毒。人体皮肤及黏膜的复层鳞状上皮是人类乳头瘤病毒的唯一宿主,尚未在体外培养成功。人类乳头瘤病毒为乳多空病毒科A属成员,病毒颗粒为直径45~55 nm的无被膜的正20面体构成的病毒壳体,具有7 900碱基对的环状双链脱氧核糖核酸组成,电镜下病毒颗粒的大小、形态与口多瘤病毒极为相似。乳头瘤病毒(PV)具有种属特异性,人类乳头瘤病毒尚未能在组织培养或实验动物模型中繁殖。人类乳头瘤病毒的类型很多,分子生物学技术研究发展迅速,证实人类乳头瘤病毒有60种以上的抗原型,即这一家族里有60多个相似而又不同的病毒(亚型),其中至少有10个类型与尖锐湿疣有关(如6、11、16、18及33型,最常见的为6、11型),而第11、16、18型,则是国外目前研究宫颈癌、外阴癌甚至阴茎癌的最热门的病毒因子,其长期感染与女性宫颈癌的发生有关。

有关人类乳头瘤病毒感染的现患率研究,由于检测标本的来源、使用的检测技术以及研究地区人群差异等各有不同,各研究报道的人类乳头瘤病毒感染阳性率高低不一。通过检测人类乳头瘤病毒脱氧核糖核酸的方法确定的感染率稍高一些,而用细胞学或阴道镜等检测方法却很低。许多应用直接检测法如核酸印迹原位杂交或斑点印迹杂交法,检出其感染率在10%~20%,而用聚合酶链式反应法结果更高。

一般认为疣的病程与机体免疫特别是细胞免疫功能低下密切相关,患有肾移植、恶性淋巴瘤、艾滋病等有免疫缺陷的患者,疣发病率增高、病损数目多、病程延长。

人类乳头瘤病毒感染与致癌机制和感染的人类乳头瘤病毒类型、病毒致癌产物、病毒基因与宿主细胞的整合、机体的免疫状态、病毒的免疫逃逸及紫外线照射等因素密切相关,往往是多种因素相互作用的结果。

尖锐湿疣的人类乳头瘤病毒感染通过性接触传播,接触部位的小创伤可促进感染,3种鳞状上皮(皮肤、黏膜、化生的)对人类乳头瘤病毒感染都敏感。每一型人类乳头瘤病毒与特殊的临床损害有关,且对皮肤或黏膜鳞状上皮各有其好发部位。当含有较大量病毒颗粒的脱落表层细胞或角蛋白碎片进入易感上皮裂隙中时,感染就可能产生,它可因直接接触或少见的自动接种或经污染的内裤、浴盆、浴巾、便盆感染。

病毒感染人体后,可潜伏在基底角朊细胞间,在表皮细胞层复制。人类乳头瘤病毒侵入细胞核,引起细胞迅速分裂,同时伴随病毒颗粒的繁殖与播散,形成特征性的乳头瘤。晚期基因表达结构多肽,即出现结构蛋白装配颗粒,病毒主要集中在颗粒层中的细胞核内,在表皮的颗粒层出现凹空细胞增多,组织学上正常的上皮细胞也有人类乳头瘤病毒,治疗后残余的脱氧核糖核酸常可导致疾病的复发。

人类乳头瘤病毒在皮肤上引起疣赘,在咽部、肛周、生殖器黏膜上形成增殖性病变,其病毒类型为小型脱氧核糖核酸病毒。感染人类乳头瘤病毒后发生的病变多数属于良性,能自行消退,但也有恶化病例,如肛周、生殖器黏膜上形成扁平上皮癌的报道。还有罕见的遗传性皮肤疾患、疣赘状表皮发育异常症继发的皮肤癌等,在癌细胞中检出人类乳头瘤病毒。

4. 尖锐湿疣的发病原因是什么

人类乳头瘤病毒有多种类型和亚型,人们最初是通过低于50%的已知人类乳头瘤病毒类型脱氧核糖核酸交叉杂交率来确定一种新的人类乳头瘤病毒类型,通过高于50%的交叉杂交率而内切酶不同来确定新的亚型。目前采用的分型标准为:待定人类乳头瘤病毒基因组ORF的E6、E7和L1序列较已知类型同源性低于90%即为新类型,有2%~10%的差异为新亚型,差异<2%者为同型变异。目前聚合酶链式反应技术已将人类乳头瘤病毒分为100多种类型,其中约75种已完成分子克隆和基因测序。

至少有35个型的人类乳头瘤病毒可以感染泌尿生殖道上皮,临床表现有其型特异性。目前通过核酸技术和组织细胞学技术可检测的亚临床感染,包括尖锐湿疣、非典型增生、原位癌、鲍温丘疹病、鳞状细胞癌等。和尖锐湿疣高度相关的是HPV6、HPV11,其他还有HPV16、HPV18、HPV30、HPV31、HPV33、HPV42、HPV43、HPV54、HPV55等,大量的研究资料亦证明,HPV16、HPV18、HPV31、HPV33、HPV35、HPV39、HPV45、HPV51、HPV52、HPV54、HPV56、HPV66、HPV68等与生殖器表皮肿瘤的发生有关。

人类乳头瘤病毒易感染黏膜和皮肤的鳞状上皮细胞,性接触部位的细小伤口促进感染的发生。基底细胞层a6整合蛋白可能是病毒附着的受体,L1蛋白在病毒结合、进入细胞时起协调作用。基底细胞中的人类乳头瘤病毒抗原性弱,易逃避机体免疫系统的识别和清除,其基因早期表达E1和E2。E1蛋白是核酸磷酸化磷脂蛋白,并具有腺嘌呤和鸟嘌呤三磷酸化酶活性以及脱氧核糖核酸螺旋酶活性。E2蛋白既是转录的激活剂又是限制剂,通过固定在12-核苷复苏物上启动转录调节,随着向棘细胞分化生长的过程,携有高复制人类乳头瘤病毒之脱氧核糖核酸的完整病毒颗粒出现在中上层细胞中,E6、E7编码蛋白发挥了重要的转化细胞功能,特别是在高危型人类乳头瘤病毒(HPV16、HPV18)感染中。概括而言,ORF早期区E1~E8主要负责病毒的复制且有转化特性,晚期区L1和L2则和增殖及复制有关,病毒颗粒在角质形成细胞的终末分化阶段装配,子代病毒随死亡角层细胞脱落而释放。

体液免疫研究方面,人类乳头瘤病毒抗原曾采用过提取的病毒颗粒、细菌表达的融合蛋白、合成多肽等。研究表明,人类乳头瘤病毒抗体有型特异性,阳性结果和疾病史强相关,抗体产生的速度很慢,滴度较低,一组新近感染HPV16的妇女,血清抗体阳转平均时间近一年,平均滴度1∶100,血清抗体维持时间尚不明确。有报告称,尖锐湿疣型抗体可持续数十年,人类乳头瘤病毒的细胞免疫反应一直被认为在抑制病毒再活化和疣体消退中起重要作用,T细胞应答强度和疣体的发生、持续时间及消退相关。近年研究发现,针对E6和E7的淋巴组织增生反应与皮损消退和人类乳头瘤病毒感染的清除有关。在宫颈癌妇女的外周血,引流淋巴结和癌组织中检测到对应E4蛋白的细胞毒性T淋巴细胞。

大量人类乳头瘤病毒疫苗接种动物实验已证明,预防性接种病毒或基因重组壳粒蛋白L1、L2、E7、E6或E5可整体或部分保护宿主免受病毒攻击,至少能加快排斥反应产生。目前,已见人体人类乳头瘤病毒疫苗1期和2期临床实验报告,人们希望从基因重组E7、E6等蛋白中确定有效的治疗性疫苗,拓展人类乳头瘤病毒相关疾病的治疗。

干扰素具有抗病毒、抗增殖和免疫调节活性,已成为治疗人类乳头瘤病毒感染,尤其是泛发和难治性尖锐湿疣的辅助用药,有效率在40%~60%,影响疗效的因素有种类、剂量和疗程、给药途径、患者细胞免疫活性(与皮损表现有关)、人类乳头瘤病毒类型等。剂量相关的副作用限制了较大剂量系统给药治疗,现多采用损害病灶内分区注射疗法,尚无标准化方案,鉴于价格和给药不便因素,治疗对象常为其他方法失败的患者,有人认为损害病灶内注射疗法早期治疗效果好,对初发性尖锐湿疣(HPV6 或 HPV11)的有效率 >70%。

5. 尖锐湿疣的危害有哪些

尖锐湿疣常发生在包皮系带、阴茎、尿道、冠状沟、肛门周围、包皮和阴囊。初发病时表现为淡红或污红色粟状大小赘生物,并且性质柔软,顶端稍尖,会逐渐长大或增多。

在出现了尖锐湿疣后,也会慢慢出现乳头状或囊状赘生物,其基底稍宽或有带,表面有颗粒。在肛门部的尖锐湿疣常增大,状如菜花,表面湿润有出血,并且在颗粒间常积有脓液,散发恶臭气味,搔抓后可继发感染。

位于湿度较低的干燥部位的尖锐湿疣,损害常小而呈扁平疣状。位于湿热湿润部位的尖锐湿疣常表现为丝状或乳头瘤状,易融合成大的团块。有严重肝病的患者,湿疣可有增大的现象。

尖锐湿疣是高发病率性病,如果不及时治疗,以后它会不断地生长,增大,数目增多,也可以相互融合呈乳头状、鸡冠状、鹅卵石状、菜花状等外观,大小不等,可长成巨大的尖锐湿疣疣体。常有瘙痒及压迫感,若并发细菌感染可有恶臭。压迫临近的组织器官出现相应的压迫症状。

患尖锐湿疣之后,很容易引起一些并发症,如播散性疱疹、疱疹性脑膜炎、前列腺炎等疾病。

尖锐湿疣易和一些生殖系统感染性疾病,如淋病、梅毒等共同存在,所以对患者的身体健康会造成更大的危害。

尖锐湿疣久拖不治会引起阴茎癌,虽然比例较低,但还是需要引起重视。尖锐湿疣虽然危害大,但是患者不必因此而惊慌或者放弃治疗,在临床上尖锐湿疣只要治疗得当,医患配合,再配合日常生活中的保养,基本上都可以取得好的疗效。

6. 尖锐湿疣对男人的危害有多大

男性得了尖锐湿疣,如果长时间不治疗的话,1~30年后有可能癌变,以阴茎、肛周处的癌变多见。但如果及时发现并治疗,一般情况下1~2周内可治愈,并不发生癌变。有一部分患者的外阴及肛周尖锐湿疣可以发展成恶性肿瘤。

有的男性患者的阴茎癌是由尖锐湿疣诱发的,但不是所有的人类乳头瘤病毒感染都会癌变,如果治疗积极、彻底,完全可不发生以上病变。虽然不是每例尖锐湿疣患者都会演变成癌,但是一旦患了尖锐湿疣就应早发现早治疗,选择正规的医院及可靠的治疗方法才可治愈。

尖锐湿疣患者如果治疗不积极、不彻底,尤其是有的带有高危型病毒,传染性强,可传染给家人或其他人,造成传染。传染性越强,机体免疫系统受到抑制,疾病越不容易痊愈。

7. 男性肛门尖锐湿疣有什么危害

肛门尖锐湿疣是长在肛门周围的尖锐湿疣,它是由病毒引起的,多由不洁性行为传播,是一种常见的性病。尖锐湿疣多数在外生殖器黏膜或黏膜交接处生长,但也可在肛门周围生长。尖锐湿疣很容易复发,长在肛门处的疣体也不例外,肛门尖锐湿疣不仅危害身体,更重要的是心灵创伤。

肛门尖锐湿疣因为对男性危害不小,所以患者应该要鼓足勇气及时治疗。从医学角度看,肛门尖锐湿疣也并非只有同性恋才发生,还可能通过污染的内裤、浴巾、便盆而感染,假如手指接触了沾有病毒的物品,当人们用手接触阴茎或便后用手纸时,都有可能染上。

男性肛门尖锐湿疣的危害在于其隐蔽性强,不易发现。一旦确诊,病情都比较严重,必须抓紧治疗,以免病毒进一步扩散。很多人认为肛门疣病不痛不痒不需要治疗,这种想法是不对的。肛门疣病影响肛门周围的地方,有时还可以影响到皮肤和生殖器方面。

肛门尖锐湿疣早期发现有利于早期治愈,反之,一些患者因为怕被人知道而不愿就医,等到病情恶化后才去医院治疗,不但错过了治疗的最佳时间,而且还加大了治疗的难度和危害的程度,后果不堪设想,有的甚至会威胁生命。

8. 尖锐湿疣对女性有什么危害

(1)影响生育质量:患生殖道疣的孕妇,在分娩时,通过产道的婴儿可能被传染,引起婴幼儿的呼吸道尖锐湿疣。

(2)破坏眼睛及口腔:通过直接接触或被污染物品的间接接触,可以导致眼结膜和口腔黏膜的乳头状瘤。

(3)溃疡、出血:病变增大、增多后,可引起局部异物和不适感。由于发病部位多在尿道、阴唇、阴道内、肛周等,这些部位容易受微生物感染,导致病变部位的溃疡、化脓、出血、疼痛和肿胀。

(4)诱发癌变:恶性肿瘤是尖锐湿疣最严重的并发症。HPV16、HPV18型感染后,如果治疗不及时,在将来很可能导致宫颈癌等恶性肿瘤,早期彻底治疗是预防尖锐湿疣癌变最有效的方法。

9. 什么是妊娠尖锐湿疣

尖锐湿疣常常与其他性传播疾病同时存在,所以需要在诊治时检查全面,治疗彻底。一般产生在外阴部的尖锐湿疣,假如湿疣较小并且散在产生,其实不影响受孕。除非湿疣较大,接近阴道口,并有恶臭分泌物,或性欲消退时,可造成暂时不孕。当子宫颈上的湿疣汇集成团,梗塞在子宫口处,影响精子的运行时,则会影响受孕,但都是暂时性不孕,治愈后仍可怀孕。

妊娠尖锐湿疣的发病率是较高的,因为妊娠期体内雌激素水平增高,细胞免疫功能下降,孕妇阴道、宫颈及大小阴唇水肿、充血、扩大,容易引起细菌、霉菌及滴虫的感染,上述因素为人类乳头瘤病毒的生长、繁殖,为尖锐湿疣的复发提供了条件。

假如孕妇患尖锐湿疣,因为怀孕期外生殖器充血,且机体免疫功能也有所改变,会使尖锐湿疣发展较快,体积增大,数目增多,有时疣体太多会妨害经阴道生产。并且,胎儿经阴道生产时,还有可能感染人类乳头瘤病毒,产生新生儿喉头疣或尖锐湿疣,尽管这类机会很少,但多数学者主张对患尖锐湿疣的孕妇施行剖宫产。孕妇生产后,其尖锐湿疣的体积可以缩小。

尖锐湿疣并非难以开口的疾病,得了性病也不必心绪焦躁,心境烦重,尽早医治才是正确的解决方法。患者千万不要等到湿疣逐步长大,妨碍生理功能时才就医。求治时要做外阴、阴道、宫颈的全面检查。

对于妊娠尖锐湿疣患者来说确诊是关键,临床感染尖锐湿疣疣体较大、典型者一般诊断不难,诊断困难者是疣体小,或是亚临床感染尖锐湿疣,可用醋酸白试验来协助诊断。是否得了尖锐湿疣,对孕妇来说,特别是要生育小孩的孕妇来说,确诊是至关重要的。因此必须千方百计地设法明确诊断。若一时不能确诊,可定期观察,不要乱作处理。

10. 尖锐湿疣的癌变概率有多大

在临床上,有很多患者认为,只要患了尖锐湿疣就会癌变,加上本身对疾病的正确认识不足,造成患者心理极大的恐慌和压力。其实不然,尖锐湿疣癌变的概率是非常小的。

人类乳头瘤病毒在皮肤癌和其他解剖部位肿瘤的发病中似乎起决定作用。口腔良性赘生物和癌前病变、皮肤鳞状细胞癌组织中可发现HPV11、16、18型脱氧核糖核酸。曾有学者报道喉部HPV6乳头瘤恶变成喉癌。皮肤疣状表皮发育不良是人类乳头瘤病毒潜在致癌作用的证据；皮肤疣状表皮发育不良皮损中发现多种人类乳头瘤病毒型脱氧核糖核酸，并在患者皮肤鳞状细胞癌中检出HPV5、8、14、17及20型。皮肤鳞状细胞癌似乎是由先已存在的病毒性损害恶变而来的。生殖器癌与人类乳头瘤病毒类型有一定的关系。利用脱氧核糖核酸杂交技术发现生殖器癌组织中存在HPV6、11、16、18型等。根据人类乳头瘤病毒与宫颈癌的关系，可将其分为两大类型：低危型主要指HPV6、11型，高危型是指HPV16、18型。由于人类乳头瘤病毒感染而发生的尖锐湿疣也可能是癌前损害，并可发展成肛门生殖器皮肤鳞状细胞癌，这表明人类乳头瘤病毒是女阴、阴茎及肛门生殖器皮肤鳞状细胞癌的重要病因。尖锐湿疣、巨大型尖锐湿疣和疣状皮肤鳞状细胞癌组成一个生殖器癌前病变和癌的损害病谱，有些生殖器癌病例在其周围皮肤有尖锐湿疣存在，有时肉眼所见为典型的尖锐湿疣，但组织学检查却发现皮肤鳞状细胞癌的孤立病灶。鲍温样丘疹病常见于阴茎、女阴或肛门周围，曾在皮损内发现HPV16型脱氧核糖核酸。

在某些自然或实验条件下，人类乳头瘤病毒诱发的尖锐湿疣虽具有转化为癌的倾向，然而这种转化率并不高，不是所有的人类乳头瘤病毒感染者都会进展为癌。对于大多数患者而言，这种转化还需要其他辅助因子的存在，如吸烟、化学物质、宿主因素（如HIV感染）和环境协同因素等，均对尖锐湿疣转化为恶性肿瘤有致突变及启动作用。从临床情况分析，尖锐湿疣的癌变趋向可能与以下几种因素有关：

（1）免疫功能降低或身体衰弱者易患尖锐湿疣，而癌症的发生也与免疫功能有关，加上某些原因激活癌基因、免疫状态改变和某些致癌物质的作用，或皮损融合成片，长期不愈，形成溃疡，浸润糜烂，有继发感染等慢性刺激，最终发生细胞突变而转化为癌。

（2）机体免疫功能下降,复发率高,采取多种有效治疗措施后,仍不能有效控制复发的皮损,有可能向恶性化发展。

（3）肛门、直肠及肛周等部位的巨大尖锐湿疣是高度进展性肿瘤,具有复发和恶变特性,尤其是向皮肤深层浸润生长时,恶变的可能性更大。

然而一般尖锐湿疣患者,都是早发现早治疗,不会发展成巨大型尖锐湿疣。并且没有并发其他慢性免疫性疾病者,免疫功能不会非常低下。不是长期激光强烈刺激或冷冻刺激局部,也不会形成皮损长期不愈、溃疡、浸润糜烂和继发感染等慢性刺激,所以引起癌变的刺激因素是可以避免的。

就女性而言,一般只有感染了高危型的人类乳头瘤病毒,宫颈上皮内才有可能发生高度病变或癌变。但是,人类乳头瘤病毒的感染、潜伏是一个长期的过程,它可以潜伏在细胞内若干年。从人类乳头瘤病毒感染发生病变到发展成宫颈癌,中间有10年左右的时间,在此期间只要定期妇检、做防癌筛查,都可以查出癌前病变,及时治疗,避免悲剧的发生。

有资料显示,对一组442例尖锐湿疣患者的组织学观察结果表明,患鳞状上皮增生93例,占总数的21%,上皮不典型增生31例,占总数的7%,鳞癌变2例,占总数的0.45%。由此可见,尖锐湿疣是可以诱发癌变的,但概率非常低,绝大多数尖锐湿疣并不会癌变。因此,尖锐湿疣患者不必为此而整天担心忧虑,更不要过于恐慌,只要积极科学的治疗,是一定可以康复的。

11. 尖锐湿疣为何会复发

在临床上西药治疗尖锐湿疣,复发是一个普遍的现象,但尖锐湿疣复发却有两种明显不同的情况。一种是一些患者只复发2~3次,随后就终生不再复发(除非再次感染);另一种是有的患者(只占复发患者中的少数)却面临着十分频繁的复发,这些患者复发可达 5~6 次,多的达 20 多次,临床上这些患者治疗起来往往十分棘手。这些患者中由于存在糖尿病、肝炎或其他免疫功能低下的情况,往往要进行综合治疗才能见效,治疗费用也非常昂贵,尤其是要注射增强免疫的药物。好在这种严重的复发情况并不多见,绝大多数患者是不会出现这种情况的,因此患者不必对此过于忧虑。

对于多数患者,经过科学治疗,其中一部分人即使会复发,也不过只有 2~3 次而已。当然有的患者对于这 2~3 次复发也会有恐惧心理,这可能是由于激光治疗太过痛苦的缘故。使用生物免疫制剂皮下注射治疗的患者就不会有这样的恐惧。因为去除疣体的过程是比较温和的,甚至有的患者不知不觉中疣体就脱落了,所以对于治疗过程没有恐惧的感受。对于严重的反复复发的患者,建议要配合其他药物。这是因为这些患者要经历多次去除疣体的过程,如果每次都用激光,可能会对生殖器造成长久的伤害。

一般来说,多数患者的复发间隔多在 1~3 个月,间隔时间越长,越可能不再复发,复发间隔时间越短,越有可能反复复发。患者如果 1 周内在同一部位又长出新的疣体,就比较容易反复复发。所以这部分患者需要引起医生和患者本人特别的重视。

尖锐湿疣的传播途径与发病机制

🌼 12. 尖锐湿疣的传播途径有哪些

直接性接触是主要的传播途径。据研究,有 2/3 与尖锐湿疣患者有性接触的人可发生本病。病期平均在 3 个半月时传染性最强,故在性混乱者中最易感染本病。通常通过不洁性交,经受损的皮肤和黏膜感染。每一型人类乳头瘤病毒与特殊的临床损害有关,且对皮肤或黏膜鳞状上皮都有其好发部位。当含有大量病毒颗粒的脱落表层细胞或角蛋白碎片进入易感上皮裂隙中时,感染就可能发生。由于人类乳头瘤病毒在体外不能培养繁殖,故多数学者认为尖锐湿疣除了经性接触传染外不可能有其他的传染途径。但在临床上见到有些尖锐湿疣患者的确无性接触传染病史即非经性交传染病史,如婴幼儿患尖锐湿疣就是非性交接触传染的实例。尖锐湿疣的潜伏期长短不一,一般为 3 周~8 个月,平均为 3 个月。人类乳头瘤病毒在局部潜伏可达 8 个月之久而不发病,当人体的抵抗力下降时,病毒大量繁殖,即可发病。虽然这些患者未发病,病毒潜伏于人体,它也有传染性,同样是传染源。

(1) 性行为传染:接吻、触摸和性交等性行为均可以传播性病,性行为中性交是最主要的传播途径,这种途径的感染率占全部患者的 95% 以上。直接性接触之所以能传播疾病有以下几方面的原因:① 生殖器直接接触人类乳头瘤病毒:性交的一方生殖器上有人类乳头瘤病毒存在,另一方的生殖器就将直接接触人类乳头瘤病毒,这是性交传染性病的主要原因。② 生殖器组织压力增加而造成易损伤状态:双方生殖器均处于充血状态,组织内压力增加易发生损伤。在冲击和磨擦后可发生肉眼很难发现的上皮组织损伤,人类乳头瘤病毒可以从这些受损的部位侵入生殖器的皮肤和黏膜。③腺孔开放易于感染:直接性接触肯定是最普遍的传播方式,常伴发其他性病以及50%以上的患者的性伴侣受感染可说明这一点。越是近期损害越有传染性,1次性混乱估计有50%被传染的可能。病期在3个月左右时,传染性最强,故在性混乱者之间最易感染。肛管和肛周尖锐湿疣,较常见于肛门-生殖器性交。

(2)非性行为的直接接触:直接接触患者也可能传染尖锐湿疣,但发生率低,主要是接触病变部位的分泌物。接触患者的病变部位和分泌物必须是病变部位表面有糜烂和溃疡,而另一方的皮肤必须有破损,这样人类乳头瘤病毒才能侵入。临床上直接接触感染的病例很少。尖锐湿疣患者的分泌物内也有大量的人类乳头瘤病毒,接触时也可能被感染,因此要妥善处理患者的分泌物。

(3)间接接触:患者的衣服和被褥常被分泌物污染,尤其是患者的内裤,常被生殖器上的病变或分泌物污染,因此接触患者所用的衣服、被褥、物品、便器等物品也可能传染。患者手指和阴毛也同样可以检出人类乳头瘤病毒脱氧核糖核酸,提示患者通过手指触摸生殖器也可造成传染。间接接触同样可能传染。因为人类乳头瘤病毒没有抵抗性,这样可解释通过污染物品传染的可能性。近来有人通过聚合酶链反应对患者的内裤及正常阴道拭子进行人类乳头瘤病毒脱氧核糖核酸检测,有检出人类乳头瘤病毒的报道,提示尖锐湿疣患者污染的内裤可能是交叉或自身传染的传染源。

(4)产道感染:阴道分娩的婴儿经过被人类乳头瘤病毒感染的产道,接触感染人类乳头瘤病毒,并在潜伏期后发病。成年特别是育龄女性中,因为人类乳头瘤病毒而导致的流产,会增加经阴道分娩新生儿受感染的机会,患儿尖锐湿疣发病前的潜伏期可能很长,在这种传播途径下,潜伏期约等于患儿发病时的年龄。

(5)自体种植:从患者自身其他部位向生殖器、肛周区域的自身种植,在儿童患者可能更为明显。由于儿童自制力差,尽管无瘙痒,可能出于好玩等原因用手搔抓患病部位及周围皮肤,这就大大增加了儿童尖锐湿疣远位自体种植的机会。

(6)医源性感染:医护人员为患者进行体检、手术、穿刺、换药、导管置换、翻身等操作过程中,由于防护不当,消毒不彻底,将带有人类乳头瘤病毒的用具直接接触患者损伤了的皮肤黏膜而造成的感染为医源性感染。临床上见到的包皮环切术后出现的整个创面环状尖锐湿疣,就是一个典型的例子。

一般来说,每一型人类乳头瘤病毒与特殊的临床损害有关,且对皮肤或黏膜鳞状上皮各有其好发部位。无论通过何种途径,尖锐湿疣的人类乳头瘤病毒之所以能够感染,接触部位的创伤都是基本条件。

13. 尖锐湿疣为何也能跑到嘴上去

人类乳头瘤病毒易在人体温热潮湿的部位生长繁殖,故外生殖器、肛周等部位是尖锐湿疣的好发部位。尖锐湿疣主要是以性接触方式传播的疾病,也可以通过公共浴池、游泳池、坐便器等间接感染。由于此病好发于外阴和肛周部,所以也叫生殖器尖锐湿疣或外阴尖锐湿疣。但也有一小部分患者,其皮疹发生于口腔、趾间或腋下等处。调查显示,口腔尖锐湿疣的发病率很低。曾有人对318例尖锐湿疣患者的发病情况进行统计,发现病变位于口腔内的只有3例。但在各种生殖器外的尖锐湿疣中,口腔尖锐湿疣的发病率则是最高的,如有人统计了一组生殖器外尖锐湿疣患者51例,其中生于口腔内者26例,占51%。

口腔尖锐湿疣的临床表现为:病变多位于舌系带及其附近,皮疹隆起呈乳头状、菜花状、鸡冠状或鹅卵石样外观,绿豆至蚕豆大小,边界清楚,数目1～10个不等。皮疹颜色多呈淡红色或鲜红色,触之易出血。显微镜下,可见表皮呈弥漫性角化不全,并呈乳头瘤样增生,棘细胞明显肥厚,可见空泡细胞,真皮浅部毛细血管扩张及慢性炎症细胞浸润。

尽管口腔尖锐湿疣占全部尖锐湿疣的比例很小,但因尖锐湿疣的发病率较高,随着近年来不良性行为人数的逐渐增多以及性爱方式的多样化,口腔尖锐湿疣的发病不容忽视。而预防本病的最有效方法是洁身自好,杜绝婚外性行为,同时还应养成良好的卫生习惯。一旦发现本病的蛛丝马迹,要及早就医,切莫贻误治疗。

14. 什么样的人易患尖锐湿疣

人类乳头瘤病毒感染率高低主要取决于人群的年龄和性行为习惯。研究发现,性活跃的年轻妇女人类乳头瘤病毒感染率最高,高峰年龄在18～28岁,随着年龄的增长而明显下降。据调查,我国尖锐湿疣病例年龄主要分布在20～29岁,次为30～39岁。两者之和达80%以上。病例年平均增长最快的是40～49岁年龄段,这正是性活跃期。其次为20～29岁、30～39岁、50岁以上3个年龄段,且三者的年平均增长率较接近。每年均有少数新生儿、婴幼儿及少儿发病。

男女均可发病,发病比率为1.0∶1.5。导致尖锐湿疣病例女性多于男性的原因可能有:

(1) 生理解剖学因素:在性交过程中,女性生殖器的接触面积大于男性,更易形成小创口,从而使女性获得感染的概率增加。

(2) 人类乳头瘤病毒在温暖潮湿的环境比较容易生长繁殖,而女性外阴、阴道的微环境正好适合人类乳头瘤病毒生长,从而使潜伏的人类乳头瘤病毒产生临床症状。而男性外生殖器的解剖特点不太适合人类乳头瘤病毒生长繁殖,许多男性患者感染了病毒而不表现临床症状。

（3）从事商业性交易的女性较多，其平均性伴侣（相对交易中的男性）较多。

（4）固定性伴侣或婚内传播较多。

（5）雌激素有利于人类乳头瘤病毒的生长、复发。

（6）各级医疗机构加强了性病疫情管理工作，疫情报告制度逐年理顺，各级医务人员报病意识逐步增强。

（7）随着性病防治及妇女保健知识的普及，使更多的患者主动就诊，部分高危人群自觉接受检查，从而发现更多的患者。

（8）目前的性病检测手段也在不断完善。

（9）相对其他性病，尖锐湿疣容易被患者和医生发现及诊断。

由于女性阴道内和子宫颈部位的尖锐湿疣不易被自身发现，而男性尖锐湿疣很容易被患者发现。因此实际上相对男性病例，女性的尖锐湿疣病例可能更多，女男之比可能更大。

至于尖锐湿疣究竟是男性患者多还是女性患者多，各省、各地区和各家医院都有差异。调查发现，绝大部分患者或性伴侣有不洁性交史，说明本病主要是通过性接触传染的。但也有相当一部分患者的配偶或性伴侣并未发生皮损，这可能与受感染者的免疫状态有关。

通过对尖锐湿疣病例职业状况的调查发现，各种职业的人群均有，但以工作流动性较大的职业的人群患病率较高，如个体户、采购员、服务员、司机等。调查还发现，尖锐湿疣患者的文化程度偏低，可能和患者的工作环境差，性病预防及性病诊治知识贫乏有关。性病地区分布特点为沿海开放地区高于内地，城市高于农村。华东和华南地区发病率较高，西北地区发病率较低。

大多数人类乳头瘤病毒感染可在短期内消失，机体通过自身免疫系统使病毒逐渐清除，尤其是低危类型的人类乳头瘤病毒更容易被机体清除，大约持续 18 个月左右，因而低危类型的人类乳头瘤病毒感染阳性率呈下降趋势。

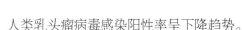 15. 感染尖锐湿疣的因素有哪些

由于人类乳头瘤病毒感染通常没有明显的临床症状,其检出率因方法不同而异,对于人类乳头瘤病毒感染流行因素的分析就很难确定。但人类乳头瘤病毒感染是一种性传播疾病,与性行为因素有关,这一点已经明确。而个体的卫生状况好,同房前后卫生,使用宫内避孕环等均可以使感染人类乳头瘤病毒的概率降低。

(1) 性行为:导致尖锐湿疣的最主要的原因是夫妻间性生活不卫生。研究表明,不洁的男女性生活是感染尖锐湿疣的主要原因。男性尖锐湿疣主要是由性接触引起。尖锐湿疣患者是主要传染源,传播快,感染率高。妇女近期的性伴侣数、性交频率、性伴侣患有生殖道疣等均与人类乳头瘤病毒感染密切相关。尽管有些研究表明初次性交年龄与人类乳头瘤病毒感染也有关,但这种因素受性伴侣数的影响,调整性伴侣数后,其危险性差异无统计学意义。

(2) 免疫因素:自身免疫功能低下也是诱发尖锐湿疣的主要原因之一。一个没有尖锐湿疣的人在日常生活中接触尖锐湿疣患者的分泌物或被污染的用具如脚布、脚盆、衣被甚至于厕所的马桶圈等,均可传染。宿主的免疫功能对人类乳头瘤病毒感染及病变的进展有很大作用。有研究发现,肾移植免疫抑制患者的人类乳头瘤病毒感染率是正常人群的 17 倍。人类乳头瘤病毒易感人群中的人类乳头瘤病毒感染率也增高。由于人类乳头瘤病毒易感人群性行为比较混乱、伴侣数较多、初次性交年龄小等因素,使人类乳头瘤病毒感染概率增加。但有些研究并不能证明免疫抑制与人类乳头瘤病毒感染有直接的相关性,人类乳头瘤病毒易感人群可能由于自身暴露的危险性高或机体抵御潜伏病毒的能力降低而使人类乳头瘤病毒感染率增高,这一

人群的人类乳头瘤病毒脱氧核糖核酸检出水平高于正常人群，这表明机体抑制人类乳头瘤病毒感染的能力降低。

（3）外伤感染：引起尖锐湿疣的主要原因是患者的外伤感染，尖锐湿疣的乳头瘤病毒可经皮肤或黏膜上很小的破裂伤口侵入体内，致使病毒大量繁殖而发病。因此，要谨慎对待破裂的伤口。请患者在日常生活中要特别注意。

（4）怀孕：有研究表明，妇女怀孕次数、分娩次数、流产次数增多等并不增加人类乳头瘤病毒感染的危险性，畸胎的个数却与人类乳头瘤病毒感染相关。有些研究表明，孕期妇女人类乳头瘤病毒感染率高，而且病毒检出量也增高，但这可能是由于孕期病毒水平增高而使检出效率提高所致。一项应用聚合酶链式反应法检测人类乳头瘤病毒的研究证实了这一观点，聚合酶链式反应法检测人类乳头瘤病毒不依赖病毒的含量，结果发现孕期与非孕期妇女的感染率差异无统计学意义。

（5）口服避孕药：尽管口服避孕药可以增加宫颈癌的危险性，但它是否影响人类乳头瘤病毒感染还存在很大争议。有研究表明，口服避孕药确实能增加人类乳头瘤病毒感染的概率，但有人认为口服避孕药对宫颈低度病变的发生无影响，却可以增加高度病变的危险性，因此认为口服避孕药是通过改变疾病的进展状态，而不是直接影响人类乳头瘤病毒感染率。

（6）吸烟：吸烟能降低人体的抵抗力，所以吸烟也是尖锐湿疣发生和复发的危险因素。资料表明，吸烟者的发病率比不吸烟者会高出3倍多，发病率会随着烟龄和日吸烟支数的增加而增加，另外吸烟还能够促进尖锐湿疣的复发。

（7）饮酒和饮食：饮酒是很多疾病发病和复发的危险因素。饮酒可影响人体淋巴细胞的活性，从而抑制人体的免疫功能。另外酒精能抑制人的中枢神经系统，增加高危性行为的发生，在一定程度上增加了湿疣的发生和复发。经常吃辛辣的食物也容易导致疾病的发生和复发。

（8）性别与年龄：年龄是尖锐湿疣的独立危险因素，80%的尖锐湿疣发生于16～34岁的青年人，发病高峰年龄为20～25岁。尖锐湿疣平均发病年龄男性为22岁，女性为19岁，男女发病比例约为1∶1.4。

（9）其他性病：尖锐湿疣与其他性传播疾病如生殖器疱疹、淋病、艾滋病等密切相关，其原因是尖锐湿疣患者多，有可导致其他性病的危险性行为。还有就是一些性病的病原体破坏了黏膜屏障，使机体抵御人类乳头瘤病毒的能力下降，从而导致尖锐湿疣。

16. 为什么婚姻出问题容易导致尖锐湿疣

说起尖锐湿疣，人们都是非常了解和熟悉的，尤其是尖锐湿疣的危害更是让人心惊。其实人们只要了解了尖锐湿疣的病因，并且能够重视疾病，积极地进行疾病的预防，远离尖锐湿疣是很容易的事情。

尖锐湿疣的发病一般与性生活有关，所以这是最主要的病因。性伴侣越多，复发的概率越高，男性性工作者的尖锐湿疣发病率和复发率要高于妓女和同性恋者。首次同房年龄＜19岁者其发病率和复发率要高于其他人，＜25岁的女性患肛门生殖器疣的危险因素加大。

如果婚姻状况不稳定，也往往会使尖锐湿疣发病率增加。男性离婚，夫妻分居，丧偶和未婚者，夫妻生活不协调者，由于增加了高危性行为，复发概率也增多。性生活中选择避孕套措施不当，也会导致尖锐湿疣的发病和复发。男性性生活时不戴安全套，或仅女性应用屏障避孕法（如女用安全套、避孕膜、宫颈帽）和口服避孕药，则会增加自身尖锐湿疣的发病率和复发率。

可见，尖锐湿疣的病因其实较为简单，尤其是有不洁性生活以及婚姻状况出现问题的人，患尖锐湿疣等性病的可能性比较大，因此只要能够洁身自好，就一定可以远离尖锐湿疣。

17. 儿童为什么会感染尖锐湿疣

近年来，尖锐湿疣患者日趋低龄化的程度正在不断地加深，尖锐湿疣的发病患者群的年龄也在朝不固定的方向发展。据报道，除儿童先天性尖锐湿疣外，出生后尖锐湿疣发病最小年龄为6个月。在儿童中，尖锐湿疣发病的高发年龄为2~5岁。从我国儿童尖锐湿疣发病年龄来看，3岁以下的儿童尖锐湿疣发病率高，这可能有两方面的原因：一是因为年龄越小，其皮肤越稚嫩，越容易受到磨损，而尖锐湿疣在皮肤黏膜外伤、破损时更容易发生。二是在儿童，尤其是3岁以前的婴幼儿免疫功能低下，机体对人类乳头瘤病毒易感性增高，从而导致尖锐湿疣发病率增高。

儿童尖锐湿疣的人类乳头瘤病毒类型大多与成人相同，以HPV6、11最常见，亦可有HPV16、18、31、33、35等型。但与成人不同的是，少数尖锐湿疣患儿皮损中可检出HPV1、2亚型，而后者一般与寻常疣有关，通常只侵犯手足、头面等生殖器以外的部位。儿童尖锐湿疣的传染源很大程度上可以限定在与之密切接触或有血缘关系的人员。儿童皮肤稚嫩，易受摩擦损伤，而尖锐湿疣在皮肤或黏膜外伤、破损时更易发生，故儿童对人类乳头瘤病毒均易感。免疫功能低下的儿童，尖锐湿疣发生率更高。女童和男童的比例约为3∶2，目前尚不清楚这是否意味着女童更易感染人类乳头瘤病毒或更易受性虐待。同时目前也不能肯定哪一人种对人类乳头瘤病毒更敏感。儿童尖锐湿疣的传播途径比成人复杂得多，可通过垂直传播、宫内感染、产道感染、接触感染、自体种植及性传播等多种途径传播。虽然儿童一般没有性行为，但也可以通过性虐待及家庭暴力而感染人类乳头瘤病毒并发生尖锐湿疣，其他途径如前述。潜伏期一般认为在3~8个月，少数可长至20个月以上。发病部位与成人的区别为男童以肛周最常见，有的在臀、腹股沟、大腿、颈、耳及手足亦可有不同程度受累。

18. 儿童是如何患上尖锐湿疣的

（1）接触物传染：即儿童在日常生活中与有尖锐湿疣的患者或人类乳头瘤病毒感染者如其父母、家庭中其他成员或保姆、幼教老师等的密切接触而被传染。这些接触物可能是尖锐湿疣损害灶、病变分泌物以及被人类乳头瘤病毒污染的衣物、毛巾等。

（2）异体接种和(或)自体接种传染：即通过手接触生殖器传染，如当尖锐湿疣患者的手接触尖锐湿疣损害灶或人类乳头瘤病毒污染的物品后再接触正常儿童皮肤黏膜则引起异体接种传染，或尖锐湿疣患儿接触疣体的手再接触其自体正常的皮肤黏膜而导致自体接种传染。

（3）垂直传染：即在妊娠期间孕妇感染的人类乳头瘤病毒通过胎盘传染给胎儿。

（4）宫内传染：即胎儿通过吞饮含人类乳头瘤病毒的羊水而被传染。

（5）产道传染：即婴幼儿经过有尖锐湿疣或人类乳头瘤病毒感染的产道时被传染。

在尖锐湿疣患儿中，女童多于男童，有文献报道女童和男童之比为3∶2。随着成年人尖锐湿疣发病数的上升，儿童尖锐湿疣发病数也呈快速增长。特别是在西方国家中，由于存在家庭暴力，对儿童性虐待等问题，儿童尖锐湿疣的报道日益增多。

19. 人类乳头瘤病毒的传播方式有哪些

人类乳头瘤病毒在自然界中分布广泛。病毒通过感染人和多种高级脊椎动物的皮肤和黏膜而引起病变。根据感染部位不同，可将其分为嗜皮肤性和嗜黏膜性两类群体，两类群体之间有一定的交叉。已经发现的人类乳头瘤病毒中约1/3属嗜黏膜性的。皮肤受日光、X线照射后造成微小损伤,生殖道黏膜损伤等因素均可为病毒感染创造便利的条件。嗜皮肤性人类乳头瘤病毒通过被感染者与感染者病变部位直接接触传播,或与被污染的物体接触而间接传播。感染者本身可由病变部位直接接种到身体的其他部位。母婴之间垂直传播见于生殖道感染人类乳头瘤病毒的母亲在分娩过程中传播给新生儿。一些少见的人类乳头瘤病毒相关疾病,如外鼻内翻性乳头状瘤,其传播途径不明。

(1) 性接触传染:自20世纪60年代后,随着人们性观念的变化,人类乳头瘤病毒与性行为之间的关系越来越受到普遍的关注。调查表明,生殖道人类乳头瘤病毒感染率与性行为,特别是近期性行为关系十分密切。人类乳头瘤病毒阳性率与性伴侣数量成正相关,相同的性伴侣感染人类乳头瘤病毒的类型基本相同。性伴侣在人类乳头瘤病毒传播中起关键作用。男女一方的生殖器上有病原体存在,另一方的生殖器就将直接接触病原体,这是性病的主要传播途径。由于双方生殖器均处于充血状态,组织内压力增加易于发生损伤。在冲击和摩擦后可发生肉眼很难发现的上皮组织损伤,病原体能够从这些损伤部位侵入生殖器的皮肤和黏膜。故本病在性乱人群中易发生。

(2) 间接接触传染:少部分患者可因接触患者使用过的物品传播而发病,如内衣、内裤、浴巾、澡盆、马桶圈等。

(3) 母婴传播:婴幼儿尖锐湿疣或喉乳头瘤病毒和儿童的尖锐湿疣,可能是分娩过程中胎儿经过感染人类乳头瘤病毒的产道或在出生后与母亲密切接触而感染的。

20. 尖锐湿疣的发病机制是什么

尖锐湿疣的人类乳头瘤病毒感染通过性接触传播,接触部位的小创伤可促进感染,3种鳞状上皮(皮肤、黏膜、化生的)对人类乳头瘤病毒感染均敏感。每一型人类乳头瘤病毒与特殊的临床损害有关,且对皮肤或黏膜鳞状上皮都有其好发部位。当含有较大量病毒颗粒的脱落表层细胞或角蛋白碎片进入易感上皮裂隙中时，感染就可能产生，它可因直接接触或少见的自动接种或经污染的内裤、浴盆、浴巾、便盆感染。

病毒感染人体后，可潜伏在基底角朊细胞间，在表皮细胞层复制，人类乳头瘤病毒侵入细胞核，引起细胞迅速分裂，同时伴随病毒颗粒的繁殖与播散，形成特征性的乳头瘤。晚期基因表达结构多肽，即出现结构蛋白装配颗粒，病毒主要集中在颗粒层中的细胞核内，在表皮的颗粒层出现凹空细胞增多。组织学上正常的上皮细胞也有人类乳头瘤病毒，治疗后残余的脱氧核糖核酸常可导致疾病的复发。

21. 尖锐湿疣为什么总容易复发

尖锐湿疣不仅发病率高，而且复发率高。尖锐湿疣的危害性极大，严重影响患者的生活和工作，威胁患者的身心健康。那么，尖锐湿疣为什么容易复发呢？原因如下：

（1）夫妻之间的交叉感染：夫妻一方已获治愈而另一方是亚临床感染或潜伏感染状态，经过亲密接触可引起交叉感染。因此特别提醒尖锐湿疣患者，在彻底治愈之前要忌性生活，同时要求性伴侣共同治疗。

（2）尖锐湿疣很复杂：部分尖锐湿疣患者的疣体较大而且根深，甚至融合成片，自身互相传播，临床治疗很难将其彻底清除干净。潜伏感染的人类乳头瘤病毒可导致尖锐湿疣复发。亚临床感染的存在和再活动也与本病的复发有关。

（3）体质差，免疫功能低下：合并糖尿病、肝炎等基础疾病，体质差容易感冒，免疫功能低下的尖锐湿疣患者，如果首次治疗不彻底，而患者自身又不配合就很容易复发。

（4）没有找准病因，治疗方法不恰当：尖锐湿疣虽然表现为皮肤损害，而病根却在体内，单一的药物治疗容易产生耐药性，不容易治愈。进行激光、冷冻、电灼等物理治疗时，操作医生缺乏耐心、细心和经验,容易漏掉体积小、生长在隐蔽部位的疣体,为复发留下隐患。

(5)不良心态和生活习惯:尖锐湿疣患者应保持乐观的心态,良好的精神状态和睡眠,避免精神紧张、焦虑、劳累和经常熬夜等诱发尖锐湿疣复发。

尖锐湿疣的临床表现

22. 什么是尖锐湿疣的临床感染

尖锐湿疣是由人类乳头瘤病毒感染所致,以生殖器、肛门和邻近部位为主的表皮乳头状瘤样增生性性病。由于感染的人类乳头瘤病毒种类不同、被感染的部位不同、被感染的个体不同而存在着临床感染、亚临床感染和潜伏感染等3种状态。

临床感染,即皮肤、黏膜被人类乳头瘤病毒感染出现肉眼可见的损害,只是人类乳头瘤病毒感染的小部分。可以表现为粗糙的乳头瘤样疣体,也可以表现为角化性疣或光滑丘疹状疣。但是,由于感染的人类乳头瘤病毒类型不同、感染的部位不同、感染时间长短不同、被感染的个体反应不同,故其疣体大小不一、颜色各异、形状千奇百态、部位不定,再加上经各种方法治疗后更是千变万化,给诊治带来困难。

无论何种途径,人类乳头瘤病毒也可以是通过正常上皮裂隙而感染表皮的基底细胞,并以潜伏状态居住于基底细胞,导致亚临床感染或潜伏感染。不管其有否性接触史,也无论其潜伏期如何,其临床上出现疣体开始都是小的,如针尖大,且新鲜,容易出血。后来,疣体逐渐扩大、增多,呈丘疹状疣体。随着时间的推移,可以覆盖肛门和阴道口,甚至可能覆盖整个外阴和肛门而形成所谓巨大尖锐湿疣。

临床感染的尖锐湿疣由于感染时间不同、感染部位不同或机体反应不同而出现各种不同的颜色。一般初发疣体往往是淡白色、灰白色、淡红色、粉红色;这类疣体较新鲜较嫩,且较规则,此时抓紧治疗,一般疗效较好。随着感染时间的延长,疣体不断扩大增多，其颜色也有改变，可以呈灰白色、灰褐色、灰黑色，甚至是黑色。有时同一部位的疣体也存在着不同的颜色，可见尖锐湿疣的颜色各异。

临床感染除了疣体的大小不同、颜色各异外，形状也是千奇百态。有的为针刺状疣体，较多见于女性肛周；条索状疣体多见于男性包皮环切术后，沿包皮创面如麻绳捆满冠状沟一样，系带部位亦有。有的疣体小而互不连合，呈散在或密集的点滴状。大多疣体互相融合或连合成树叶状、宝塔状、栅栏状、海星状、半球状、蜗牛状、金鱼状。较大的疣体常形成鸡冠状，菜花状者更为多见。有些患者外阴由于潮湿，或分泌物过多而呈现水疱状疣体。有些患者由于感染时间较长，局限干燥角化增厚或结痂，而呈现蛎壳状疣体。有些患者疣体在一个部位不断增大形成蕈样有蒂的疣体，有的类似干荔枝壳样或草莓样。也有不少患者感染人类乳头瘤病毒后疣体发展快，而且遍地开花。

疣体的发生部位直接与人类乳头瘤病毒感染的部位有关，性接触为主要传染途径，因而外生殖器首当其中，也就较为多见，即为好发部位。男性患者好发部位为阴茎龟头、冠状沟、包皮、系带、肛门和阴囊等处。女性患者好发于大小阴唇、会阴、阴道口、阴道壁、宫颈口和肛门等处。

一般说来，尖锐湿疣自身无明显症状。但某些部位或疣体过大而阻塞或压迫时，往往出现相应的症状。包皮过长者的冠状沟或龟头患尖锐湿疣时，常出现较多的污垢，伴念珠菌感染，而出现潮红、瘙痒等。阴道、宫颈的尖锐湿疣也较易白带增多，伴恶臭。若阴道疣体过大出现堵塞、发胀或压迫感，尿道口、尿道的疣体小时可出现排尿尿线分叉，疣体大时有尿道胀压感，甚至排尿困难。有时合并感染有分泌物溢出，且有血尿及尿痛现象。肛门、直肠尖锐湿疣有肛内胀感、便血、排便不畅等相伴症状。

在治疗尖锐湿疣时，有相伴症状者要查明原因，先作处理后再治疗尖锐湿疣为好。

23. 什么是尖锐湿疣的亚临床感染

在长期的诊治过程中,人们不断地总结经验,在重视临床感染的同时,也注意了亚临床感染。临床感染的疣体仅仅是代表大冰山上的顶峰,而大量的亚临床感染尚未被发现。由于亚临床感染的概念尚不一致,故较难统计其实际的感染率。

亚临床感染是指上皮细胞已被人类乳头瘤病毒感染,组织学检查已有变化,但尚未出现肉眼可见的病变。也有认为亚临床感染,即扁平状湿疣,不借助辅助检查难以见到,或肉眼不易辨认的病变,或容易被忽略的损害等。可经醋酸白试验来加以区别。

一般认为,亚临床感染必须具备3个条件:一是上皮细胞已被人类乳头瘤病毒感染且有组织学上的相应病变。二是临床上出现容易被忽略的或不易被辨认的损害。三是醋酸白试验阳性。扁平状湿疣患者可出现斑状损害,形态可不规则,但边缘清楚,有的在醋酸白试验前很难发现,但醋酸白试验则显示扁平状湿疣,有的隐约可见,经醋酸白试验后非常清楚可辨。微小无蒂疣的直径 1~3 mm,可以单个或多个,肉眼容易忽略,但醋酸白试验后则发现明显的疣体。有的微小乳头状疣患者局部有乳头状隆起,但外观不易辨认,醋酸白试验则一目了然。

这些所谓亚临床感染者,绝大部分是在生殖器、肛门部位。非生殖器、肛门部位尚难见到。亚临床感染常与临床感染同时存在,也可以互相演变。因此,在诊治临床感染的同时,要注意可能存在的亚临床感染。一旦发现,即应同时进行治疗。

24. 什么是尖锐湿疣的潜伏感染

潜伏感染是指组织内仅有人类乳头瘤病毒的脱氧核糖核酸,而无临床和组织学的异常,亦即临床上不但肉眼见不到疣体,而且组织病理学检查亦未发现有尖锐湿疣的变化。醋酸白试验也无从入手。即使能做,也是阴性的,只有用高度敏感的检测方法,才能检测到局部的人类乳头瘤病毒脱氧核糖核酸。

人类乳头瘤病毒的潜伏感染可能是通过正常皮肤上皮裂隙而感染基底细胞,并以潜伏状态居住于基底细胞。人类乳头瘤病毒的异质性及其在人群中的广泛分布明显提示,病毒进化促进其适应各种细胞内和细胞外宿主的防御机制,而这些机制控制人类乳头瘤病毒感染与人类乳头瘤病毒相关性皮肤、黏膜肿瘤的进展有关。细胞内控制机制的存在可解释原发性人类乳头瘤病毒感染与人类乳头瘤病毒肿瘤进展方向的长久潜伏期。细胞内控制机制及局部与系统性免疫监视作用不仅说明了无症状个体人类乳头瘤病毒潜伏感染的原因,而且解释了人类乳头瘤病毒诱发的损害为何经常出现自发性消退。至于潜伏多久,极难考证。

无论人类乳头瘤病毒的潜伏感染、亚临床感染和临床感染,还是亚临床和临床感染的部位、大小、颜色等表现不同,都是人类乳头瘤病毒感染的一个动态变化过程。潜伏感染可发展到亚临床感染,亚临床感染可发展到临床感染,潜伏感染也可直接出现临床感染。相反,临床感染也可以逐渐消退到亚临床感染、潜伏感染,甚至消失。由此可见,人类乳头瘤病毒临床感染时,可以有亚临床感染同时存在,也可能有潜伏感染同时存在。至于潜伏感染由于条件有限还是个未知数。但临床和亚临床感染是常见的。

25. 尖锐湿疣的临床表现有哪些

尖锐湿疣的潜伏期为3周~8个月,平均3个月,多见于性活跃的青、中年男女,发病高峰年龄为20~25岁,病程平均在3~5个月的男女患者,在性接触后不久即发病,而病程平均12个月的男性患者,其性接触者可不发病。多数患者一般无症状。

损害大小及形状不等,可仅为数个,亦可为多数针头样大的损害。在阴肛部可长成大的肿瘤样物,有压迫感,有恶臭味。有时小的湿疣可出现阴部痛痒不适,患者可出现尿血和排尿困难。直肠内尖锐湿疣可发生疼痛、便血,而直肠内大的湿疣则可引起里急后重感。

男性患者好发于包皮系带、冠状沟、包皮、尿道、阴茎、肛门周围和阴囊。病初为淡红或污红色粟状大小赘生物,性质柔软,顶端稍尖,逐渐长大或增多。可发展成乳头状或囊状,基底稍宽或有带,表面有颗粒。在肛门部常增大,状如菜花,表面湿润或有出血,在颗粒间常积存有脓液,散发恶臭气味,搔抓后可继发感染。位于湿度较低干燥部位的生殖器疣,损害常小而呈扁平疣状;位于湿热湿润部位的疣常表现为丝状或乳头瘤状,易融合成大的团块。有严重肝病的患者湿疣可增大。妊娠可使湿疣复发或生长加快。

女性患者损害常累及从宫颈到肛门所有鳞状上皮覆盖区域的多个部位,呈多中心病变,严重者可累及宫腔。宫颈湿疣多发生在宫颈移行区内,单发或多发,可融合,类似于乳头状上皮增生,但可在半透明的上皮下见到规则的管袢。依靠带放大镜的阴道镜则可以发现约 1/3 患外阴湿疣的女性有阴道湿疣,阴道湿疣常多发,多见于阴道的上 1/3 和下 1/3 部,损害表现为隆起、稠密的白色突起,有时呈一凸起无血管分布的角化斑块,阴道湿疣的特点之一是可自发性消退,特别是在宫颈和外阴的病变治疗之后。外阴湿疣最常见,一般为柔软、粉红或灰白色、有血管的无蒂赘生物,表面具有多发的指状突起,初发于潮湿和性交摩擦部位,如阴道口、阴唇、尿道口、处女膜,也可扩散到外阴其他部位或肛周。非黏膜区的湿疣则表现为角化,类似于寻常疣。女性尖锐湿疣大多数无症状,有时可有瘙痒、疼痛、性交后出血和阴道分泌物。

婴儿和男女儿童可发生肛周湿疣,女性儿童可有外阴湿疣,其传染性很难判断,是否由于人类乳头瘤病毒的长期潜伏、性虐待或通过日常用具传播,目前还不能确定。国外有专家指出,尖锐湿疣是儿童性虐待的标志。

喉部尖锐湿疣大多数病例报告发生在婴儿,主要由 HPV6、11 型引起,病毒传染途径是经胎盘,围生期或生后感染还不清楚。成人喉部尖锐湿疣则和口交有关。巨大尖锐湿疣又称癌样尖锐湿疣,表现为疣体过度增生,类似鳞癌,但组织学示良性病变,与 HPV6 感染有关。妊娠期尖锐湿疣生长快,脆性增加,应去除。鉴于剖宫产预防新生儿感染价值不明,常规仍应采用阴道分娩,仅在疣体增大到阻塞产道或可能导致大出血时才推荐剖宫产。

大量流行病学资料提示,人类乳头瘤病毒感染(主要是高危型人类乳头瘤病毒,如 HPV16、18 型)与生殖器癌的发生有密切的关系,如宫颈癌、阴茎癌等。

尖锐湿疣治疗后一般预后良好。但不论何种方法治疗,均可能复发。

尖锐湿疣的实验室检查

26. 尖锐湿疣的实验室检查方法有哪些

（1）组织病理学检查：尖锐湿疣患者的表皮呈乳头瘤样增生，棘层肥厚。表面有轻度角化亢进及角化不全。在棘细胞及颗粒层内可见空泡化细胞，细胞胞体较大，有一圆形深染的核，核周空泡化，淡染，在核膜及浆膜间有丝状物相连，使细胞呈猫眼状。空泡化细胞是尖锐湿疣的特征性所见，在棘细胞中、上层更为明显。真皮浅层血管周围中等密度浸润，以淋巴细胞为主，还可见浆细胞浸润。

（2）醋酸白试验：将用3%~5%的醋酸溶液浸湿的纱布包绕或敷贴在可疑的皮肤或黏膜表面，3~5 min后揭去，典型的尖锐湿疣损害呈现白色丘疹或疣赘状物，而亚临床感染则表现为白色的斑片或斑点。醋酸白试验对辨认早期尖锐湿疣损害及亚临床感染是一个简单易行的检查方法。对发现尚未出现肉眼可见改变的亚临床感染是一个常用检查手段。醋酸白试验简单易行，应作为尖锐湿疣患者的一个常规检查手段，有助于确定病变的范围，进行指导治疗。但醋酸白试验并不是个特异性试验，对上皮细胞增生或外伤后初愈的上皮可出现假阳性的结果。

（3）阴道镜检查：阴道镜是特殊的放大镜，主要用于对宫颈阴道部黏膜的观察，可用于阴道和宫颈的检查。阴道镜可将宫颈表现放大20~40倍，对宫颈上皮的亚临床感染、癌前期病变的早期发现、早期诊断有很大帮助。患者在检查前24 h内应避免阴道冲洗及性交。宫颈以3%~5%醋酸溶液浸湿的纱布敷贴3 min后行阴道镜检查将有助于发现人类乳头瘤病毒的亚临床感染。对境界清楚的白色斑片或斑点,应进一步取材做组织病理学检查。宫颈上皮内瘤样病变可分为3级。

(4) 细胞学检查:主要用于检查女性阴道或宫颈上皮有无人类乳头瘤病毒感染。在被检部位刮取细胞并涂于玻片上,以95%乙醇固定。常用巴氏染色法,镜下所见分为5级:Ⅰ级为正常,Ⅱ级为炎症,Ⅲ级为可疑癌,Ⅳ级为高度可疑癌,Ⅴ级为癌症。Ⅱ级又分Ⅱa及Ⅱb,Ⅱa系炎症细胞,Ⅱb涂片中除炎症细胞外尚含少许轻度核异质细胞。对涂片示Ⅱb的病例应随访,定期检查。确定是否人类乳头瘤病毒感染,需用特异性抗人类乳头瘤病毒抗体,采用组织化学染色或原位杂交技术。

(5) 聚合酶链反应:取病变组织或可疑部位样品,提取脱氧核糖核酸,利用特异引物对目标脱氧核糖核酸予以扩增。引物可以是人类乳头瘤病毒通用引物,亦可以是针对某一型的特异引物。该法敏感性高,特异性强,但该方法应该在通过相关机构认可或认证的实验室进行。

27. 人类乳头瘤病毒的微生物学诊断方法有哪些

(1) 染色镜检:将疣状物做组织切片或生殖道局部黏液涂片,用帕尼科拉染剂染色后,光镜下观察到特征性空泡细胞或角化不良细胞和角化过度细胞,可初步判定为人类乳头瘤病毒。

(2) 检测HPV脱氧核糖核酸:根据不同标本采用点杂交或原位杂交检测HPV脱氧核糖核酸。亦可选择适当的特异序列,合成引物做聚合酶链反应后进行杂交,聚合酶链反应具有敏感、特异及可选择不同类型的引物扩增后分型等优点。

(3) 血清学试验:应用重组技术表达抗原检测患者血清中的IgG抗体。或抗原免疫动物制备免疫血清或单克隆抗体检测组织或局部黏液中的人类乳头瘤病毒抗原。

(4) 组织化学检查:取少量病损组织制成涂片,用特异性抗人类乳头瘤病毒的抗体进行染色。如病损中有病毒抗原,则抗原抗体结合。在过氧化物酶抗过氧化物酶方法中,核可被染成红色。此法特异性强且较迅速,对诊断有帮助。

（5）免疫组织学检查：常用过氧化物酶抗过氧化物酶方法,显示湿疣内的病毒蛋白,以证明疣损害灶中有病毒抗原。人类乳头瘤病毒蛋白阳性时,尖锐湿疣的浅表上皮细胞内可出现淡红色的弱阳性反应。

28. 尖锐湿疣患者为何要做细胞学检查

宫颈部人类乳头瘤病毒的临床感染和亚临床感染可经宫颈涂片检测。男性患者多采用病灶刮片、尿道口印片等检测。镜下特征为：(1)病毒包涵体：脱落鳞状上皮细胞核内或核旁胞浆内可见圆形、椭圆形大小不等的均质红染质块,此即为包涵体。包涵体的形成被认为系核膜破裂后从裂隙漏出的结果。（2）凹空细胞：为变性的中、表层鳞状上皮细胞,其大小似正常细胞,呈单核、双核或多核,核染色深,核周可见一宽窄不一的空晕,近细胞膜处呈深伊红染色。凹空细胞为病毒侵入细胞后,细胞变性致使核周不含有细胞器而形成一透明带。（3）角化不良细胞：细胞深伊红染,核小浓染。这三种形态改变的鳞状上皮细胞是诊断尖锐湿疣的指征,而主要是寻找病毒包涵体作为诊断的依据。但临床上应用较少。

29. 尖锐湿疣患者为何要做组织病理学检查

男女生殖道肛门尖锐湿疣的诊断通常不需要病理活检,但在醋酸白试验和临床鉴别比较困难时,则可根据组织病理学检查诊断。尖锐湿疣的组织病理学变化主要在表皮,表现有角化不全,棘层肥厚,表皮突延长、增宽或分支,形成乳头瘤样或假上皮瘤样增生。真皮也有相应的改变,真皮血管扩张,管周有不同程度的慢性炎性细胞浸润。特征性的变化是颗粒层和棘层中上部出现空泡化细胞。典型的空泡化细胞体积较大,有一大而圆或皱缩的深嗜碱性胞核,可有轻度不规则的改变,核周可见淡染的空泡化区。不同的患者,在不同的部位,其空泡化细胞有所不同,因而又将空泡细胞进行分型。

尖锐湿疣病理诊断可以分为:(1)肯定诊断:临床表现典型,病理组织学变化也典型。临床表现较典型,分离到病毒,免疫细胞化学或电镜结果支持诊断。临床表现虽然不典型,但特殊检查结果能明确诊断。(2)基本肯定诊断:临床未诊断尖锐湿疣或诊断其他疾病。病理组织学较典型或具备了尖锐湿疣的基本病理组织学变化,提示临床与病理结合基本肯定诊断。(3)符合临床诊断:临床表现较典型。病理组织学只有棘层肥厚及空泡化细胞两项基本病变。未见尖锐湿疣以外典型的黏膜或其他疾病,即可作组织病理学变化符合临床诊断的报告。(4)不肯定诊断:临床诊断尖锐湿疣,但病理组织学未见尖锐湿疣及其他疾病的病变。即可报告未见特异性组织学变化,不能肯定诊断,建议再取材,有条件者可做免疫细胞化学及电镜等特殊检查,进一步确诊。(5)否定诊断:临床可疑,病理组织学上未见有尖锐湿疣的基本病变,临床检查中有其他较典型的皮肤黏膜疾病,如肥厚性扁平苔藓及银屑病等,可否定尖锐湿疣的诊断。

30. 尖锐湿疣患者为何要做透视电镜检查

透视电镜检查主要看表皮疣体病变处的角朊细胞体积增大,核肥大,核仁明显。棘细胞形态不一,细胞增大,核较大,有双核,核仁明显,并见核仁边聚,胞浆内线粒体大小不一,多少不等,或结构模糊,甚至消失。基质呈不同程度空泡化,一些基质内见髓样小体。胞浆内张力微丝增多,有些聚集成束。胞核内可见空泡。这些细胞的突起和微绒毛增多,核周间隙增宽,糖原脱颗粒,仅见少量粗面内质网。细胞浆内出现大量空泡,细胞间隙增宽,呈现凹空细胞外观。表皮凹空细胞的超微结构改变主要是细胞增大,核较大,核膜欠规则,易见核小体和染色质间颗粒。近浅层者核染色质凝聚,核周围胞浆中细胞器稀少,线粒体空泡化,糖原颗粒簇消失,出现空泡并形成透亮区。有的颗粒呈晶格状排列,有的则散发于核内。

透视电镜检查关键是发现人类乳头瘤病毒颗粒,人类乳头瘤病毒颗粒主要位于颗粒细胞或棘细胞的胞核内,也有胞浆内者。病毒颗粒呈球状,具有电子致密核心和衣壳,无囊膜,排列规则。发现人类乳头瘤病毒颗粒即可确诊,但未发现不能排除。自 1968 年用电镜在细胞核内发现人类乳头瘤病毒以来,电镜在观察尖锐湿疣的形态学方面起着重要作用。电镜检出人类乳头瘤病毒颗粒的阳性率低的原因有:① 临床医师取材少。② 人类乳头瘤病毒在细胞内外处于不同的阶段,在没有复制完全以前,电镜下不易发现病毒的前体物质。由于价格昂贵,阳性率低,目前只用于实验研究。

31. 尖锐湿疣患者为何要做免疫组化检查

此法主要是用抗体(大多为人类乳头瘤病毒免疫动物后产生的多克隆抗体)检查人类乳头瘤病毒抗原和筛查人类乳头瘤病毒类型。所用的方法有 PAP 法、ABC 法、PAAP 法等,现在前两种方法较常用。经过组织切片、染色等一系列处理后,在空泡化细胞核内见到棕色颗粒状沉着为阳性,主要分布于表皮浅层及角化不全的角质层内,数目多少不一,多呈灶状分布,个别为散在分布。阳性对诊断有意义。阳性反应为细胞核内棕色着色。如果胞浆显浅着色,为非特异染色。

组织切片中的人类乳头瘤病毒检出率高于细胞涂片,在不同性别和不同年龄的患者中人类乳头瘤病毒检出率无差异。目前用于检测人类乳头瘤病毒抗原的抗体主要由 HPV1 型免疫动物后所产的多克隆抗体,由于具有共同抗原,人类乳头瘤病毒间存在着广泛的交叉反应。

人类乳头瘤病毒核壳抗原检出率低的原因可能是:① 该方法只能确认仅在后期病毒颗粒产生时出现的衣壳蛋白,这种情况只是人类乳头瘤病毒生活周期的一个阶段。② 本法检测的核壳抗原不是所有受人类乳头瘤病毒感染的细胞都能表达。③ 衣壳抗原的表达与上皮细胞的分化程度相关。有人对上皮增生不良及癌样病变进行检测,发现该衣壳抗原的表达与上皮细胞的分化程度成反比,这一发现与衣壳抗原只出现在分化的角质形成细胞核内,通常是发育充分的空泡化细胞核内的现象一致,只有在组织学检查中存在发育完全的空泡化细胞增多时才产生阳性反应。表明该抗原的表达受上皮细胞分化状态的影响。④ 取材局限,有人对尖锐湿疣皮损多处取材检查,发现其阳性率随之增高。如取材达4处以上,其阳性率可达100%。⑤ 标本经甲醛固定和制片过程的处理,抗原或多或少受破坏。

32. 尖锐湿疣患者为何要做聚合酶链反应

聚合酶链反应(PCR)是一种快速、敏感和较特异的检查方法,但本技术实验条件要求严格,对尖锐湿疣的诊断,尤其是对亚临床型、潜伏型患者的诊治以及人类乳头瘤病毒分型有一定的帮助。此方法的推广应用将有助于对发病率日益增高的人类乳头瘤病毒感染的流行病学研究和防治。此外,聚合酶链反应检查是检测不典型尖锐湿疣病例和尖锐湿疣早期损害病例以及人类乳头瘤病毒携带者的有力工具。

但聚合酶链反应亦存在不足及缺陷:

(1) 聚合酶链反应过程中存在着可能的污染,容易出现假阳性。

(2) 所有的聚合酶链反应过程首先都需要具备特异的引物,该引物的发现、制备过程需要耗费大量的人力物力,不仅如此,该引物的合成还特别困难。

(3) 聚合酶链反应还不能帮助核糖核酸在组织中的定位,

从而脱离了全貌。

（4）聚合酶链反应不能区分活的人类乳头瘤病毒和死亡的人类乳头瘤病毒,在痊愈后相当长时间内,聚合酶链反应仍可持续阳性。

聚合酶链反应方法尤其在国内开展过程中其特异性逐渐降低,因而只供临床参考,不能只根据聚合酶链反应结果武断地下结论。而近期应用的定量荧光聚合酶链反应技术的特异性高,假阳性少,克服了一般聚合酶链反应的部分不足,故有较好的应用价值。

33. 尖锐湿疣患者为何要做局部试验

（1）醋酸白试验:因其是将3%～5%醋酸液涂抹或敷贴在可疑的受损皮肤上而使有尖锐湿疣的疣体发白,故称醋酸白试验。一般用棉拭子涂于局部,用棉球或纱布(先用5%醋酸液浸透)覆盖局部,根据不同的部位,覆盖1～15 min 不等,用肉眼或借助放大镜观察局部发白为阳性。发白的机制尚未明了,可能是人类乳头瘤病毒感染上皮的不正常细胞而使蛋白凝固的结果,也可能由于人类乳头瘤病毒感染的上皮与正常上皮的角蛋白不同,只有人类乳头瘤病毒感染了的上皮角蛋白才能被醋酸发白。但无论如何,在临床实践中醋酸白试验不但对诊断尖锐湿疣有意义,而且对指导治疗也有很大价值。在临床上主要用于检测人类乳头瘤病毒亚临床感染。但醋酸白试验也有假阳性或假阴性,有资料报道假阳性率可达25%。然而在同真阳性结果比较时,假阳性结果中的变白现象显得界线不清和不规则,故应结合临床表现和其他检查结果综合分析和运用。

（2）甲苯胺蓝试验:其机制主要是:甲苯胺蓝是一种细胞核染色剂,但这种染色剂不能穿透正常的角质层,故常用于无角质层的黏膜部位损害。它可使细胞核成分较多的黏膜部位着色,因此从理论上讲,并不具有特异性。但通过某些作者的试验结果发现,除肿瘤及尖锐湿疣外,这种染料不能使黏膜部位的其他红斑损害染色,因此常用于上述两种疾病的检查。此是用甲苯胺蓝染洗疣体而使之变蓝,但方法较繁锁,尤其是当尖锐湿疣须与皮肤肿瘤相鉴别时,两者同时蓝染,可疑亚临床湿疣则染不上,并且对较小的不典型早期损害的检查帮助不大,因而其失去了临床应用价值。

34. 尖锐湿疣患者为何要做免疫功能检查

细胞免疫检查:免疫缺陷的患者,尤其以细胞免疫功能异常者发生人类乳头瘤病毒感染的机会增加,细胞免疫系统缺陷可能是某些难治性尖锐湿疣的原因。常用的检查方法如下:

(1) 自然杀伤细胞活性测定:目前的自然杀伤细胞活性测定大多采用 LDH 释放法。资料表明,尖锐湿疣患者的自然杀伤细胞活性降低,特别是病程 >6 个月的尖锐湿疣患者自然杀伤细胞活性明显低于病程 <3 个月的患者,表明尖锐湿疣患者自然杀伤细胞活性的改变与病程有密切关系。

(2) 外周血 T 淋巴细胞亚群测定:用抗人 T 细胞单克隆抗体间接免疫荧光法检查尖锐湿疣患者外周血 T 淋巴细胞及其亚群,可见尖锐湿疣患者 T 抑制细胞(T8 细胞)百分比较正常人明显升高,在统计学上差异有极显著意义。而 T 细胞总数(T3 细胞)和 T 辅助细胞(T4 细胞)百分比与正常组比较差异无显著性。尖锐湿疣患者机体内存在 T 细胞亚群的失衡,从而引起患者免疫应答及免疫调节紊乱,提示尖锐湿疣患者存在细胞免疫功能异常。

(3) T 淋巴细胞转化试验:此为体外利用各种刺激剂激发细胞,根据其转化程度可测定 T 淋巴细胞的应答功能。T 淋巴细胞转化试验检测方法有形态学、放射显影和同位素掺入 3 种方法。目前最常用的是形态学方法。参考值:60% ~ 80% 或 55% ~ 75%。

（4）白细胞介素-2受体的检测：白细胞介素-2是活淋巴细胞产生的一种淋巴因子，它通过各种免疫细胞表面的白细胞介素-2受体来达到调节机体免疫反应的作用，其主要作用是增强机体的免疫功能。检测尖锐湿疣患者血清中可溶性白细胞介素受体的含量，以探讨可溶性白细胞介素受体与尖锐湿疣患者细胞免疫状况的关系。研究结果提示，尖锐湿疣患者的细胞免疫功能低下与可溶性白细胞介素受体有密切关系。可溶性白细胞介素受体可能是通过阻断白细胞介素-2的活性，抑制白细胞介素-2介导的细胞免疫反应，造成宿主的细胞免疫功能低下，从而导致尖锐湿疣的发病。

尖锐湿疣的诊断与鉴别诊断

35. 如何诊断尖锐湿疣

(1) 有不洁性交史。

(2) 典型皮损为生殖器或肛周等潮湿部位出现丘疹,乳头状、菜花状或鸡冠状肉质赘生物,表面粗糙角化。

(3) 醋酸白试验阳性,病理切片可见角化不良及凹空细胞。

(4) 核酸杂交可检出 HPV 脱氧核糖核酸相关序列,聚合酶链反应检测可见特异性 HPV 脱氧核糖核酸扩增区带。

36. 如何鉴别诊断尖锐湿疣

(1) 绒毛状小阴唇:又名假性湿疣,好发于年轻女性的小阴唇内侧、阴道前庭和尿道口周围,呈对称密集分布的直径 1～2 mm 的白色或淡红色小丘疹,表面光滑,有些可呈绒毛状、鱼子状或息肉状,无明显自觉症状,偶有瘙痒,醋酸白试验阴性。

(2) 珍珠状阴茎丘疹:皮疹位于龟头的冠状沟缘部位,可见珍珠状、圆锥状或不规则形的白色、黄白色或肤色丘疹,可为半透明,表面光滑,质较硬,丘疹间彼此互不融合,沿冠状沟规则地排列成一至数行,醋酸白试验阴性。

(3) 皮脂腺异位症:龟头、包皮内或小阴唇等部位可见粟粒大小、孤立而稍隆起、成群或成片的黄白色或淡黄色丘疹,无自觉症状,组织学特征为每个丘疹均由一组小的成熟的皮脂腺小叶组成,小叶包绕皮脂腺导管,醋酸白试验阴性。

(4) 阴茎系带旁丘疹性纤维瘤:为对称发生于阴茎系带两旁的白色或黄白色的粟粒大小的丘疹,单个或数枚,质软,表面光滑,互不融合,根据病史以及醋酸白试验阴性可与尖锐湿疣鉴别。

(5)光泽苔藓:为发生于阴茎干部位的、发亮的多角形或圆形的平顶丘疹,针尖至粟粒大小,可密集分布但互不融合,其病理学改变具有特征性。

(6)扁平湿疣:属二期梅毒疹,为发生于生殖器部位的丘疹或斑块,表面扁平而潮湿,也可呈颗粒状或菜花状,暗视野检查可查到梅毒螺旋体,梅毒血清学反应阳性。

(7)鲍温样丘疹病:皮损为灰褐色或红褐色扁平丘疹,大多为多发,呈圆形或不规则形,丘疹表面可呈天鹅绒样外观,或轻度角化呈疣状,男性多好发于阴茎、阴囊和龟头,女性好发于小阴唇及肛周,一般无自觉症状,组织病理学检查有助于鉴别。

(8)汗管瘤:表现为小而硬固的肤色或棕褐色丘疹,直径约数毫米,多发,通常无自觉症状,组织病理学检查可确诊。

(9)生殖器鳞状细胞癌:多见于40岁以上者,出现肿块或斑块,浸润明显,质坚硬,易出血,常形成溃疡,组织病理学检查可确诊。

(10)假性湿疣:表现为局限于小阴唇的粟粒大呈鱼卵状淡红色小丘疹或绒毛状改变,皮损表面光滑,醋酸白试验阴性,病理上无具有诊断意义的凹空细胞。

37. 真假尖锐湿疣如何鉴别

假性尖锐湿疣是一种良性乳头瘤,不属于性病,也没有传染性。此病多由外阴炎或阴道炎反复发作所致。此病患者多为18～35岁的青年女性,未婚女性和已婚女性皆可患此病。假性尖锐湿疣多生长在小阴唇内侧,其丘疹直径在1～2 mm,可成片生长,但不互相融合,并有瘙痒的症状。由于此病与尖锐湿疣十分相似,因此患者常将这两种疾病相混淆。

假性尖锐湿疣和尖锐湿疣是有区别的,尖锐湿疣是一种性

传播疾病,而假性尖锐湿疣则不是。具体的鉴别办法有:

(1) 从年龄段分析:① 尖锐湿疣:由于是一种性传播疾病,所以各年龄段均可发生。② 假性尖锐湿疣:多见于性成熟的女性,多发生在 18~38 岁,尤以 20~30 岁多见。

(2) 从性史来看:① 尖锐湿疣:患者多有不洁性交史,当然也有非性关系而患病的,一般常会同时出现其他性传播疾病。② 假性尖锐湿疣:有的并无性乱史,有些患者连性生活史也没有,已婚患者不会传染给配偶。不具备传染性。

(3) 从自限性和症状来看:① 尖锐湿疣:无自限性。局部瘙痒、疼痛,70%患者无症状。多见于外阴、阴道、宫颈、肛周,常见两个部位同时发生(44.4%),淡红色或灰色、湿润小丘疹,呈疣状突起,常融合形成菜花样赘生物。② 假性尖锐湿疣:有自限性,一般无症状,有的有局部瘙痒。多见两侧小阴唇对称分布,常见两个部位同时发生(13.4%)。局部表现:对称性鱼子样或珍珠状小丘疹,有的呈息肉状,不融合,呈小群分布,触之有颗粒感。

除上述不同外,尖锐湿疣与假性湿疣的鉴别及确定诊断,可依靠病理学检查,以及其他特殊的检查,如电子显微镜检查、免疫学检查等。

日常生活中区别这两种疾病的方法是:患者可取适量的 5%醋酸溶液,将一小块纱布浸泡在醋酸溶液中 3 min,取出纱布,将其紧紧贴敷在疣体上 2~5 min,然后观察疣体。如果疣体变成白色,说明此疣体可能为尖锐湿疣;如果疣体不变色,说明此疣体为假性尖锐湿疣。需要注意的是,当假性尖锐湿疣伴有炎症时,疣体也可能变成白色。因此经上述检查疣体为白色的患者,应及时去医院做病理检查,以便明确诊断。此外,假性尖锐湿疣大多生长在小阴唇内侧或阴道前庭处,而尖锐湿疣多生长在外阴、阴道、尿道口、子宫颈及肛周等处。这也是区别它们的特征之一。

尖锐湿疣的西医治疗

38. 尖锐湿疣的治疗原则是什么

（1）一定要确诊后再选择治疗方案。明显的、典型的临床感染疣体一般诊断不难；但有些亚临床感染或非典型临床感染的疣体，特别是醋酸白试验真假阳性辨别不清时，需要做进一步的实验室检查确诊。一时有困难时应定期观察，尤其对孕妇更应如此。

（2）对于确诊了的尖锐湿疣要正确了解和分析。目前还没有可靠的根除人类乳头瘤病毒的方法，现有的方法只是去除有症状的疣体，改善临床症状和体征。通过治疗大多数患者的疣体会消失，未治疗的疣体会有3种结果：其一，不断增多或扩大。其二，保持不变。第三，可自行消退。后者虽少，但有10%~30%。不少患者求医心切，总想医师能给他根除此病。但作为医生，应实事求是，在治疗前应把该病的基本知识向患者交待清楚，以取得患者的配合，达到治疗的目的。

（3）对于需要治疗的尖锐湿疣，治疗越早越好，在大多数临床实践中，早期治疗，疗效显著，而病程越长，治疗越难，复发率越高。

（4）对于尖锐湿疣患者，要注意有无其他性病或局部其他感染灶存在，若有则先治疗，最好是治愈后再治尖锐湿疣。若有特殊情况，也要同时进行治疗，否则疗效差，复发率高。

（5）对于尖锐湿疣患者的性伴侣要及时追诊，未追诊或未治愈前不应进行性接触。

（6）在尖锐湿疣治疗方案的选择上，要根据性别，疣体的大小、数目、形态,病程的长短,疣体的部位,既往疗法的效果,可用的资源和条件,患者的经费和选择以及医生的经验等综合分析、制订治疗方案。在同样疗效的情况下,以简便、经济、副作用小为原则。切忌盲目或有意去追求高档药、高收费来害患者。

(7) 去除疣体的各种方法要有一个较准确的估计或评估,既要快速、简便、少痛苦,也要注意其副作用,特别要重视尽可能避免遗留永久性不可逆的后遗症问题。例如,激光治疗后的龟头永久性萎缩性疤痕,包皮不可逆的水肿,冷冻治疗后的龟头萎缩和纤维化,有的患者冷冻治疗后疣体不但未消失,反而由于阴茎冠状沟一侧海绵体萎缩和纤维化,致使阴茎勃起时弯曲,直接影响性生活等,已屡见不鲜。对这些后遗症,医生一定要认真注意,尽可能减少副作用。

(8) 孕妇可选用50%三氯醋酸溶液外用、激光治疗、冷冻治疗或外科手术治疗。尖锐湿疣不是终止妊娠的指征,当疣体较大,阻塞产道或导致严重出血时,需考虑剖宫产。

(9) 对于患过外生殖器尖锐湿疣的患者,性生活时宜用安全套。

39. 尖锐湿疣的治疗方法有哪些

(1) 治疗诱因(包皮过长、阴道炎、包皮龟头炎、淋病等)。
(2) 提高机体的免疫功能。
(3) 化学治疗:

① 足叶草脂:本疗法适用湿润区域的湿疣,如发生于包皮过长又未做包皮环切手术的龟头及会阴部的湿疣。但对宫颈尖锐湿疣不能用足叶草脂治疗。用20%足叶草脂酊剂涂到皮损处,或用药前先用油质抗菌药膏保护皮损周围的正常皮肤或黏膜,然后涂药,用后4~6 h,用30%硼酸水或肥皂水清洗,必要时3 d后重复用药。足叶草脂酊剂是治疗尖锐湿疣的首选药,一般用一次可愈,但也有很多缺点,如对组织破坏性大,使用不

当可引起局部溃疡；毒性大，主要表现为恶心、肠梗阻、白细胞及血小板减少、心动过速、尿闭或少尿，故使用时必须谨慎，发现上述反应时，应立即停药。

② 5%咪喹莫特霜：治疗尖锐湿疣，疣体的清除率平均为56%。该疗法的优点为复发率低，约为13%。出现红斑不是停药指征，出现糜烂或破损需要停药并复诊，由医生处理创面及决定是否继续用药，副作用以局部刺激作用为主，可有瘙痒、灼痛、红斑、糜烂。妊娠期咪喹莫特的安全性尚未确定，孕妇忌用。

③ 3%肽丁胺霜。

④ 2%~8%秋水仙碱溶液或0.1%噻替派溶液。

⑤ 5-氟脲嘧啶：一般外用5%软膏或霜剂，每日2次，3周为1个疗程。2.5%~5% 5-氟脲嘧啶湿敷治疗阴茎、肛周尖锐湿疣，每次敷20 min，每日1次，6次为1个疗程。也可用聚乙二醇做基质，加入占其干质5%的5-氟脲嘧啶粉剂制成栓剂，治疗男女尿道内尖锐湿疣，也可用5-氟脲嘧啶基底注射，多者可分批注射。

⑥ 噻替哌：主要用于5-氟脲嘧啶治疗失败的尿道内尖锐湿疣，每日用栓剂（每个含15 mg），连用8 d，也可将本品60 mg加入10~15 mL生理盐水中，每周向尿道内滴注，保持0.5 h，副作用有尿道炎。亦可用本品10 mg加入10 mL生理盐水浸泡患处，每日3次，每次0.5 h，治疗阴茎、龟头冠状沟湿疣，主要用于经其他方法治疗后，尚有残存疣体或复发者。也可将此溶液再稀释2倍浸泡局部，以预防复发。

⑦ 秋水仙碱：可用2%~8%的生理盐水溶液外涂2次（间隔72 h）治疗阴茎湿疣，涂后可出现表浅糜烂。

⑧ 争光霉素或平阳霉素：用0.1%的生理盐水溶液行皮损内注射，每次总量限制在1 mL(1 mg)，大多一次可愈。平阳霉素为争光霉素换代品，用法基本相同，亦有用平阳霉素10 mg溶于10%普鲁卡因20 mL内注射。

⑨ 化学腐蚀性药物:常用有30%～50%三氯醋酸或饱和二氯醋酸,或18%过氧乙酸。用10%水杨酸冰醋酸或40%甲醛、2%液化酚、75%乙醇蒸馏水配成100 mL混合溶液,点涂局部,用于龟头、肛周湿疣,每日或隔日1次,效果甚好。消毒剂可用20%碘酊外涂,或2.5%～5%碘酊注射于疣体基部,每次0.1～1.5 mL,或用0.5%新洁尔灭外涂或以0.1%～0.2%新洁尔灭溶液外敷,后者需配合全身疗法。

(4)冷冻疗法:是一种皮肤科常用的治疗方法,它是以液氮或二氧化碳干冰冷冻皮肤病损处,使皮肤损害局部水肿、坏死,以达到治疗的目的。用冷冻的方法可使尖锐湿疣内结冰,形成组织局部的高度水肿,从而破坏疣体。冷冻治疗的最大好处是局部不留痕迹,治愈率为70%左右。可用喷雾法或直接接触法,适用于平坦较小的疣体。一般每周冷冻1次,连续2～3次。

(5)激光治疗:是皮肤性病科常用的治疗尖锐湿疣的方法。它的特点是见效快,在治疗的当时,疣体即可脱落。常用二氧化碳激光烧灼疣体,一般1次即可使疣体脱落。但因激光的光束过于集中的缘故,激光治疗只适用于疣体不太大的尖锐湿疣,如疣体较大,激光治疗后很容易复发。

(6)电灼治疗:是较老的一种治疗方法。过去皮肤科医师常用高频电刀或电烙铁烧灼寻常疣、色素痣及其他皮肤赘生物。它的特点是操作简单,见效快。高频电刀能直接切除和干燥疣体,治疗也较彻底,但是,电烧灼疮面愈合较缓慢。综上所述,电烧灼治疗,可用于任何尖锐湿疣的治疗,但是对施术者的技术要求较高,烧灼太过或不足都是有害的。同时要注意无菌操作,预防感染。

(7)氨基酮戊酸光动力学疗法(ALA-PDT疗法):可选择性杀伤增生旺盛的细胞,不仅对肉眼可见的尖锐湿疣有破坏作用,还可清除亚临床损害和潜伏感染组织。具有治愈率高、复发率低、不良反应少且轻微、患者依从性好等优点。

（8）微波治疗：是20世纪90年代后兴起的治疗方法。它的原理是利用微波的高频震动，使疣体内部水分蒸发，坏死脱落。微波治疗的特点是不易复发，但创面恢复较慢，容易继发感染。所以微波治疗特别适用于治疗疣体较大、孤立、散在、远离包皮系带的尖锐湿疣，以防损伤包皮系带，影响男性的性功能。

（9）手术治疗：尖锐湿疣一般不主张手术切除，因为其手术治疗后很容易复发，使治疗失败。但对带蒂的较大的疣体可考虑手术切除。有的患者尖锐湿疣生长过于迅速，或大如菜花，其他治疗十分困难，可考虑手术治疗。为防止复发，术后须配合其他治疗方法。

（10）免疫疗法：不主张单独应用，可作为辅助治疗及预防复发。① 自体疫苗法：用患者自己的疣体组织匀浆（融冷灭活病毒），并进行加热处理（56℃1 h）后收集上清液注射，可用于顽固性肛周湿疣。② 干扰素诱导剂：可用聚肌胞及梯洛龙。聚肌胞每日注射2 mL，连用10 d，停药1～2个月后，再继续用药。梯洛龙每日3次，每次300 mg，停药4 d，或隔日口服600 mg。③ 干扰素、白细胞介素－2、灵杆菌素、利百多联合应用，疗效较佳。

40. 尖锐湿疣患者如何选择治疗方法

（1）男女两性外生殖器部位可见的中等以下大小的疣体（单个疣体直径＜0.5 cm，疣体团块直径＜1 cm，疣体数目＜15个），一般外用药物治疗。

（2）男性的尿道内和肛周，女性的前庭、尿道口、阴道壁和宫颈口的疣体。或男女两性的疣体大小和数量均超过上述标准者，建议用物理方法治疗。

（3）对于物理疗法治疗后，尚有少量疣体残存者，可再用外用药物治疗。

（4）无论是药物治疗或物理治疗，必须做醋酸白试验，尽量清除包括亚临床感染在内的损害，以减少复发。

（5）孕妇尖锐湿疣的治疗：在妊娠早期应尽早治疗。在临近分娩仍有皮损者，如阻塞产道，或阴道分娩会导致严重出血，则应考虑剖宫产。足叶草毒素、足叶草酯、5-氟脲嘧啶有致畸作用，孕妇禁用。咪喹莫特对孕妇的安全性尚未确定。

尖锐湿疣的自然转归形式：自行消退、保持不变、大小及数目增加。部分患者未进行任何治疗也可愈合。目前的尖锐湿疣治疗方法可以降低传染性，但可能不能根除其感染性。应根据患者的病情和要求、可用的资源及医师的经验，合理选择治疗方法。患者多并发其他感染，治疗前应进行必要的检查，局部并发炎症或其他感染时，应先控制其他感染及炎症，以免导致治疗后皮损扩散。治疗后应进行随访，无论用何种方案治疗，一旦疣体被除去，应保持局部清洁和干燥，促进创面愈合，可局部外用抗生素软膏，必要时可口服抗生素以防继发细菌感染。

尖锐湿疣的预后一般良好，虽然治疗后复发率较高，但通过正确处理最终可达临床治愈。

41. 尖锐湿疣患者如何进行激光治疗

激光的物质（原子、分子、离子、化合物等状态）在特殊条件下（电、光激发）发生离子数反转，通过谐振腔的作用放射出来的光叫激光。激光是1960年发现的，具有以下特性：

（1）具有强的相干性，有很高能量，当用于照射机体时，被机体吸收后，光能转变为热能，在数微秒内使局部温度升高为几百度以上，使组织发生凝固、炭化或汽化。同时，形成压力很大的次生冲击波，导致组织破坏。因此，大功率激光在医疗上常用于烧毁、破坏各种病变组织。

（2）具有强的方向性，故可聚集成为极细的光束，作为光刀切割组织，既有良好的止血作用，又因形成的焦痂极薄而不会延缓切口的愈合。

（3）具有强的选择性。激光光谱单一，仅有一种波长，照射组织时，易被细胞的某一种分子或集团吸收，因而有可能选择性地作用于病变的组织、细胞，使之破坏（大功率照射）或改变生理功能（小功率照射），从而达到治疗目的。其邻近的细胞由于不吸收或很少吸收此种波长而不受影响。选用适当的激光以及激光适当的脉冲宽度和间隔时间是保证激光在治疗中得到良好光热分离的必要条件。选择性光热分离概念的提出，使激光有可能仅作用于病变组织，从而避免邻近正常组织的损伤。

皮肤的不同结构如毛发、汗腺及皮脂腺等具有各种不同的光学性质，当辐射进入皮肤组织各层中，部分被传送，部分被吸收，部分在细胞层内继续透射，直至入射光能量被吸收，较长的波长吸收后又非常少地折射，被重新发射出来（即荧光）。一般说，以皮肤颜色的影响最大，如浅色的高加索皮肤在照射可见光和近红外光时，在皮肤内由于胶原而向后散射，结果反射大大地减少。激光对皮肤组织的作用主要有：

① 反射：这是由于光从一种介质进入另一种介质时，其界面上的折射系数改变而引起。因为空气和皮肤的折射系数不同，垂直的入射光有5%~7%在角质层外被反射了。在可见光中，这个表面反射系数相对不变。

② 散射：由于皮肤内分子、粒子、纤维、细胞器和细胞而引起的光的方向性改变。

③ 吸收：是指光能在组织内转换成热能、化学能，变成荧光、磷光等能量方式。

④ 透射：通过皮肤层而光能未被衰减。

治疗尖锐湿疣最常用的有二氧化碳激光和掺钕钇铝石榴石激光（Nd:YAG）等。以二氧化碳激光为例，将施术区域以0.1%洗必泰液消毒后，用1%利多卡因局部浸润麻醉。将激光光束对准疣体表面照射，使之快速汽化或炭化。较大有根蒂者可用镊子将蒂提起,照射根部,汽化切割疣体,然后再照射残余之疣体及邻近 2 mm 之正常皮肤,深达真皮层。超脉冲二氧化碳激光在炭化真皮层时,局部创面不但没有扩大,反而缩小。治疗后创面可涂抗生素软膏、1%~2% 的龙胆紫或者给予 1∶5 000 呋喃西林溶液外用。对于皮损小的少的一次去除,冠状沟疣体表面比基底大,激光治疗 1 周后焦痂脱落而愈合。尿道口乳头瘤状疣体,激光治疗 2 个月后疗效较好。对于损害较多较大的,可分区分次治疗。

患者术后应注意休息,按时服药,饮食清淡有营养,尽量避免局部摩擦及其他能引起腹压增加的活动以防创面出血。病灶在肛周的患者术后必须保持大便通畅,便后立即冲洗肛门,避免擦拭。

42. 尖锐湿疣患者如何进行电灼治疗

高频电治疗是利用高频电流产生的电火花,或电场快速改变引起组织内分子快速震荡产生的高热,以破坏、去除病变组织的一种治疗方法。电流的震荡频率一般为 1~3 MHz。可分为等辐或减辐震荡。等幅震荡电流具有良好的组织分离切割作用,但止血作用较差。而减幅震荡电流则有较大的组织破坏作用和较好的止血作用,故更适合皮肤科治疗应用。

根据治疗作用的方式不同,高频电外科治疗可分为:

(1) 电火花和电干燥治疗:一般用单极治疗,高频电的电压较高(2 000~3 000 V),电流较小,电火花治疗是电极与皮损在保持小的间隙时产生的电火花,以烧毁病变组织的一种治疗方法。电干燥治疗是将电极接触到或插入皮损灶,利用高频电流在病变组织中产生的高热,使之脱水,甚至炭化。治疗中还有另一种形式的火花,这是由于电极周围组织干燥形成绝缘层时产生的。电火花和电干燥治疗的作用深度较表浅,在治疗较深的皮损时可将焦痂刮除后再治疗,直至完全去除。

(2)电凝固治疗:是利用高频电流在组织内产生的热能,仅使组织蛋白凝固,而无炭化发生的治疗方法。治疗可根据损害大小,用单极或双极治疗。单极治疗时将作用电极接触到或插入病变组织,非作用电极隔衣物固定于躯干或四肢。单极治疗仅使作用周围组织发生凝固,仅适用于较小或表浅的损害的治疗。双极治疗对组织破坏的局限性较单极治疗好,适用于范围较大、较深损害的治疗。

治疗时将病变区域用 0.1% 洗必泰液局部消毒,用 1% ~ 2% 利多卡因局部浸润麻醉,然后用电灼法将疣体去除。治疗后可给予外涂抗生素软膏或复方雷弗诺尔溶液。

激光与电灼治疗前,首先选择好治疗对象,最好选择乳头瘤状、鸡冠状、菜花状和蕈样有蒂或上大下小的疣体。蕈样有蒂者,经电灼治疗后,创面小而易愈合。疣体小基底窄的针刺状疣体、丘疹状疣体等也适合激光与电灼治疗。此外,还有栅栏状疣体、半球状疣体等。尿道口疣体亦可采用此法治疗。当然,在选择时要在治疗原则的基础上进行为好。

43. 尖锐湿疣患者如何进行冷冻治疗

冷冻治疗是应用低温作用于病变组织使之发生坏死,或诱发生物效应,以达到治疗目的的一种治疗方法。用于冷冻治疗的致冷剂有多种,其中以液氮最好,且价廉、方便、安全,使用最广。

(1)治疗机制:冷冻治疗使病变组织坏死,其机制大致如下:

① 组织受到低温作用时,其中所含水分结冰形成冰晶,可引起细胞机械性损伤,尤其以细胞内的冰晶为甚。致冷剂温度越低对细胞损伤越大,同时细胞脱水而死亡。冰冻溶解期对细胞具有更大的杀伤作用,细胞间的冰晶首先溶解吸收大量热量,使细胞内的剩余水分继续结冰,或者使原有冰晶增大,可致细胞更严重的损害。

② 低温引起局部血循环障碍。一方面引起血管收缩,血流减慢,进而血栓形成,阻断血流;另一方面低温可直接损伤血管,引起内皮细胞水肿、坏死,甚至溶解,使组织发生缺血死亡。

③ 低温使细胞膜主要成分脂质蛋白复合物发生变性,致使细胞破裂。

④ 低温引起局部温度骤然下降,致使细胞发生温度性休克,引起细胞死亡。

(2)影响因素:冷冻对组织破坏的程度与以下因素有关:

① 致冷剂的温度。温度越低,破坏作用越大。

② 冷冻时间。时间越长,破坏作用越大。

③ 冻融次数。多次冻融比一次冻融具有更大的破坏作用。

④ 冷冻施加压力的大小。压力越大,破坏作用越大。

⑤ 降温速度和复温速度。降温速度越快,复温速度越慢,破坏作用越大。

应用冷冻治疗尖锐湿疣可致抗原释放及诱导多种细胞活素,而致远处损害消退。低温可降低疼痛末梢神经的敏感性。治疗小而分散的皮损前,用液氮进行短时间的冷冻麻醉,可明显减轻患者的痛苦。

(3)治疗方法:

① 棉签法:是最简便的方法,用棉签浸蘸液氮后,迅速放置于皮损上进行冷冻。须多次浸蘸,才能完成治疗。此种疗法仅适用于小的表浅性损害。

② 接触法:封闭式接触治疗,应用特制的治疗机,液氮经导管由内喷于冷冻头上,使之冷却,然后将冷冻头放置于皮损上进行冷冻。由于液氮连续不断地喷于冷冻头上,使之保持恒定低温,故可根据需要,持续长时间的治疗,并可在治疗中施加压力,以减少局部组织的血液,从而增加冷冻的深度。根据皮损的大小,可选用相当的冷冻头用于治疗。本法适用于较为深在损害的治疗。

③ 浸冷式冷刀：是用能存储低温的金属圆柱，一端装有隔温手柄。应用时，将其浸入盛有液氮的广口保温瓶内预冷，几分钟后，液氮停止沸腾，冷刀已具有与液氮相当的低温，套上保护套后，将治疗头与皮损紧密接触，进行冷冻治疗。冷刀在 7~8 min 后，其低温仍保持在 -60℃ 左右。故可在治疗中，利用其余冷，使复温过程延长，从而增大对细胞的杀伤作用。本法适用于多种浅表或稍深在、范围不大的损害的治疗。此种冷刀耗制冷剂少，应用很方便。

治疗后的局部疼痛可在 1~2 d 内消失，若较剧，可给予对症处理。创面保持清洁，勿下水，每日可涂抗生素外用制剂多次。创面痂皮勿强行剥掉，让其自然脱落。若病情必须重复治疗时，需待结痂脱落后再进行。

冷冻疗法最好用于扁平状湿疣或上小下大、基底较宽、不明显高起的疣体，尤其是宫颈、阴道部位的尖锐湿疣。阴茎、龟头、尿道口处疣体，由于局部较敏感，疼痛难忍，很少应用。

44. 如何用足叶草毒素加干扰素治疗尖锐湿疣

（1）足叶草毒素加干扰素：用足叶草毒素（疣脱欣、疣萎平等）涂于疣体上，每日 2 次，连续 3 d。每次应用前清洗局部，每周间隔重复应用至疣体消失止。再给予 α-干扰素（100~300）万单位或 γ-干扰素 100 万单位，肌肉注射，2 日 1 次，7~10 次为 1 个疗程。

（2）足叶草脂加干扰素：用足叶草脂（疣必治等）涂于疣体上，用药后 4~6 h 洗去，每周 1 次，直至疣体脱落。同时给予 α-干扰素（100~300）万单位或 γ-干扰素 100 万单位，肌肉注射，2 日 1 次，7~10 次为 1 个疗程。

（3）复方足叶草脂加干扰素：用复方足叶草脂（普萨非林等）涂于疣体上，用药后 4~6 h 洗去，每周 1 次，直至疣体脱落。同时给予 α-干扰素（100~300）万单位或 γ-干扰素 100 万单位,肌肉注射,2 日 1 次,7~10 次为 1 个疗程。

❀ 45. 如何用足叶草毒素加白细胞介素治疗尖锐湿疣

(1) 足叶草毒素加白细胞介素:用足叶草毒素涂于疣体上,每日 2 次,连续 3 d。每次应用前清洗局部,每周间隔重复应用至疣体消失为止。再给予白细胞介素-2 30 万单位,肌肉注射,2 日 1 次,共 10~20 次为 1 个疗程。

(2) 足叶草脂加白细胞介素:用足叶草脂涂于疣体上,用药后 4~6 h 洗去,每周 1 次,直至疣体脱落。再给予白细胞介素 30 万单位,肌肉注射,2 日 1 次,共 10~20 次为 1 个疗程。

(3) 复方足叶草脂加干扰素:用复方足叶草脂涂于疣体上,用药后 4~6 h 洗去,每周 1 次,直至疣体脱落。同时给予白细胞介素-2 30 万单位,肌肉注射,2 日 1 次,共 10~20 次为 1 个疗程。

❀ 46. 如何用足叶草毒素加胸腺素治疗尖锐湿疣

(1) 足叶草毒素加胸腺素:用足叶草毒素涂于疣体上,每日 2 次,连续 3 d。每次应用前清洗局部,每周间隔重复应用至疣体消失为止。再给予胸腺素 5 mg,肌肉注射,每日 1 次,共 15~30 次。

(2) 足叶草脂加胸腺素:用足叶草脂涂于疣体上,用药后 4~6 h 洗去,每周 1 次,直至疣体脱落。再给予胸腺素 5 mg,肌肉注射,每日 1 次,共 15~30 次。

(3) 复方足叶草脂加胸腺素:用复方足叶草脂涂于疣体上,用药后 4~6 h 洗去,每周 1 次,直至疣体脱落。同时给予胸腺素 5 mg,肌肉注射,每日 1 次,共 15~30 次。

❀ 47. 如何用足叶草毒素加卡介菌多糖核酸治疗尖锐湿疣

(1) 足叶草毒素加卡介菌多糖核酸(如斯奇康等):用足叶

草毒素涂于疣体上,每日2次,连续3 d。每次应用前清洗局部,每周间隔重复应用至疣体消失为止。再给予斯奇康0.5 mg,肌肉注射,每日1次,共30 d。或给予斯奇康1 mg,肌肉注射,2日1次,9~18次为1个疗程。

（2）足叶草脂加卡介菌多糖核酸:用足叶草脂涂于疣体上,用药后4~6 h洗去,每周1次,直至疣体脱落。再给予斯奇康0.5 mg,肌肉注射,每日1次,共30 d。或给予斯奇康1 mg,肌肉注射,2日1次,9~18次为1个疗程。

（3）复方足叶草脂加卡介菌多糖核酸:用复方足叶草脂涂于疣体上,用药后4~6 h洗去,每周1次,直至疣体脱落。再给予斯奇康0.5 mg,肌肉注射,每日1次,共30 d。或给予斯奇康1 mg,肌肉注射,2日1次,9~18次为1个疗程。

48. 如何用三氯醋酸和其他药物联合治疗尖锐湿疣

（1）三氯醋酸加干扰素:30%~50%三氯醋酸外涂疣体,每日2次,直至疣体消失为止。再给予α-干扰素（100~300）万单位或γ-干扰素100万单位,肌肉注射,2日1次,7~10次为1个疗程。

（2）三氯醋酸加白细胞介素:30%~50%三氯醋酸外涂疣体,每日2次,直至疣体消失为止。再给予白细胞介素-2 30万单位,肌肉注射,2日1次,10~20次为1个疗程。

（3）三氯醋酸加胸腺素:30%~50%三氯醋酸外涂疣体,每日2次,直至疣体消失为止。再给予胸腺素5 mg,肌肉注射,每日1次,共15~30 d。或胸腺五肽1 mg,肌肉注射,每周3次,2周为1个疗程。

（4）三氯醋酸加卡介菌多糖核酸:30%~50%三氯醋酸外涂疣体,每日2次,直至疣体消失为止。再给予斯奇康0.5 mg,肌肉注射,每日1次,共30 d。或给予斯奇康1 mg,肌肉注射,2日1次,9~18次为1个疗程。

49. 如何用5-氟脲嘧啶和其他药物联合治疗尖锐湿疣

（1）5-氟脲嘧啶加干扰素：2.5%~5%5-氟脲嘧啶注射液或5%5-氟脲嘧啶软膏外涂于疣体，每日2次，直至疣体消失为止。再给予α-干扰素（100~300）万单位或γ-干扰素100万单位，肌肉注射，隔日1次，7~10次为1个疗程。

（2）5-氟脲嘧啶加白细胞介素：2.5%~5%5-氟脲嘧啶注射液或5%5-氟脲嘧啶软膏外涂于疣体，每日2次，直至疣体消失为止。再给予白细胞介素-2 30万单位，肌肉注射，隔日1次，10~20次为1个疗程。

（3）5-氟脲嘧啶加胸腺素：2.5%~5%5-氟脲嘧啶注射液或5%5-氟脲嘧啶软膏外涂于疣体，每日2次，直至疣体消失为止。再给予胸腺素5 mg，肌肉注射，每日1次，共15~30次。或胸腺五肽1 mg，肌肉注射，每周3次，2周为1个疗程。

（4）5-氟脲嘧啶加卡介菌多糖核酸：2.5%~5%5-氟脲嘧啶注射液或5%5-氟脲嘧啶软膏外涂于疣体，每日2次，直至疣体消失为止。再给予斯奇康0.5 mg，肌肉注射，每日1次，共30 d。或给予斯奇康1 mg，肌肉注射，2日1次，9~18次为1个疗程。

50. 如何用5%咪喹莫特和其他药物联合治疗尖锐湿疣

（1）5%咪喹莫特加干扰素：5%咪喹莫特霜外用于患处，每周3次，用药后6 h洗去，直至疣体去除。使用不超过16周。再给予α-干扰素（100~300）万单位或γ-干扰素100万单位，肌肉注射，2日1次，7~10次为1个疗程。

（2）5%咪喹莫特加白细胞介素：5%咪喹莫特霜外用于患处，用法同上。再给予白细胞介素-2 30万单位，肌肉注射，2日1次，10~20次为1个疗程。

（3）5%咪喹莫特加胸腺素：5%咪喹莫特霜外用于患处，用法同上。再给予胸腺素 5 mg,肌肉注射,每日 1 次,共 15~30 次。或胸腺五肽 1 mg,肌肉注射,每周 3 次,2 周为 1 个疗程。

(4) 5%咪喹莫特加卡介菌多糖核酸:5%咪喹莫特霜外用于患处,用法同上。再给予斯奇康 0.5 mg,肌肉注射,每日 1 次,共 30 d。或给予斯奇康 1 mg,肌肉注射,2 日 1 次,9~18 次为 1 个疗程。

51. 尖锐湿疣患者如何进行手术治疗

手术是尖锐湿疣常用的一种治疗方法。麻醉常采用局部麻醉。局部麻醉药均系含有胺基的药物,可分为酯类与酰胺类。酯类中有普鲁卡因、氯普鲁卡因、丁卡因等,酰胺类中有利多卡因、卡波卡因、丙氨卡因等。局麻药需制成盐酸盐,才能溶解于水。麻醉药的最低有效浓度是不同的。神经越粗需要的浓度越高。局麻药中加入适当的血管收缩剂如肾上腺素,可延缓向血液的吸收,并可减少出血。

麻醉药物有盐酸普鲁卡因、盐酸丁卡因、盐酸利多卡因、复方恩纳霜等。一般采用局部浸润麻醉。对于女性患者,可在此基础上给予丁卡因表面麻醉 5~10 min 后治疗。对于男性患者,包皮过长伴尖锐湿疣者采用阴茎根部阻滞麻醉。尿道外口尖锐湿疣在包皮系带处注射 1~2 mL 普鲁卡因(1%~2%)等局麻药即可。

手术时常以 0.1%新洁尔灭溶液局部消毒,采用 1%普鲁卡因或 0.1%~0.2%利多卡因局部浸润麻醉或 1%~2%丁卡因表面麻醉。距疣体基底部 3~5 mm 处行梭形切口,平行于其长轴,深达皮下脂肪层,术中注意止血。采用间断缝合法缝合伤口,然后包扎好伤口。

皮肤切口设计时应注意以下事项:① 疣体基底部的形状:切口方向应与疣体基底部长轴一致,这样可使创伤较小且切除彻底。切口呈楔形便于缝合,且张力较小有利于愈合,形成的疤痕亦较小,并可使术后感染机会减少。② 切口的方向:一般也应选择与神经、大血管顺行的方向,以避免损伤血管、神经。③ 持刀姿势:注意握刀的姿势,切开时应使用锋利的尖刀片,切透皮肤全层,若重复切开常造成不整齐的切口缘。良好的切口对皮肤愈合至关重要。

皮肤外科手术在创面较大时,出血较多,主要的止血方法有压迫止血法、结扎止血、缝合。切口缝线疤痕的主要原因是缝合时张力过大,拆线时间太晚,针、线过粗,缝合技巧欠佳如缝合过紧,术后切口肿胀没有松弛余地等。面部缝线最好在 4~5 d 至多不超过 7 d 拆除,否则易遗留瘢痕。拆线后再用胶布或火棉胶布固定几天。缝合时应严密对合,勿留死腔,以免因积血或积液而延迟愈合。一般尖锐湿疣术后切口可用一层凡士林纱布覆盖,然后再覆 4~6 层干纱布,可再加上疏松的软纱布或棉垫包扎以保持持久的压力和弹性。术后注意预防感染,必要时可给予抗生素口服。

男性尖锐湿疣可采用免拆线包皮环切术,对病变位于包皮内、外板、冠状沟或阴茎体等手术范围内的,可在包皮环切时一并切除,部分位于龟头及系带处的疣体,则可用剪刀或刀片自疣体基底部剔除及搔刮。结扎包皮环切创面的出血血管,尽量不用丝线结扎,可先用止血钳钳夹止血,然后在用 5-0 的羊肠线做切口缝合时连出血血管一起缝扎止血。此方法不仅于术后免拆线,而且也避免了因丝线结扎血管所致的皮下线头反应和皮下结节的产生。术后用 1∶5 000 的高锰酸钾溶液每天浸洗 1 次,1~2 周后肠线自行吸收脱落。

手术治疗要严格掌握适应证,尤其是生殖器、肛门部位,由于尖锐湿疣疣体在表皮部,在切除疣体后,要注意不要留有明显疤痕,更不能为了去除疣体而影响到该器官功能。其实,尖锐湿疣大多数情况下不用手术治疗。

52. 足叶草脂类制剂是如何治疗尖锐湿疣的

足叶草脂又称鬼臼树脂,其制剂主要有以下几种。

(1) 足叶草毒素:又名鬼臼毒素,经多年临床应用,目前国内外均推荐其浓度为 0.5% 的足叶草毒素溶液或凝胶最为理想,因为此浓度能达到最佳治疗效果和最小的副作用。其药理作用主要是抑制受人类乳头瘤病毒感染细胞的有丝分裂,因而引起生殖器疣体坏死、脱落,达到治疗的目的。目前市面上的代表药有疣敌、疣脱欣和疣萎平。患者用棉拭子蘸足叶草毒素溶液或用手指取凝胶,涂于疣体上。最好首次由医师给患者示范正确的用药方法,涂到准确的疣体部位。每日 2 次,连续 3 d,停 4 d。如有必要,可重复治疗达 4 个疗程。用药疣体面积不应超过 10 cm^2。每次应用前清洗感染区。

(2) 足叶草脂:一般用 10%~25% 的足叶草脂酊(或安息香酊),代表药有疣必治等。足叶草脂是通过其各种生物活性的共同作用,局部用药后表皮变白、水肿、角朊细胞坏死,并混合有真皮炎症细胞浸润,有丝分裂数目增加,产生所谓"足叶草脂细胞",但与原位鳞细胞不同,这些细胞 1 周内消退,疣体随之脱落。足叶草脂的生物活性有:

① 使细胞有丝分裂终止于中间期,引起上皮细胞死亡。
② 使核苷酸的运输受抑制。
③ 抑制淋巴细胞对有丝分裂原的应答,抑制免疫应答和线粒体的代谢。
④ 损害小血管内皮细胞。
⑤ 诱导产生白细胞介素-1 和白细胞介素-2。
⑥ 促进巨噬细胞增殖。

足叶草脂的使用方法为外搽疣体处,尽量保护好周围皮肤和黏膜,涂药后让其在空气中干燥,一般 5~10 min 后再穿上衣服较好。疣体多或大时,可分次进行,每次用量不应超过

0.5 mL,用药疣体面积不要超过 10 cm²。如果为菜花状或有间隙的疣体,药液尽可能要涂到位,用药后 4~6 h 洗去,疣体一般 2~7 d 内萎缩、脱落。若 1 周后未脱落或有新生疣体者可继续同法治疗,直到疣体完全脱落为止,但有些患者 1 周后疣体毫无缩小者不应再用。

(3)复方足叶草脂酊:是一种足叶草脂与水杨酸的复合涂剂,代表药有普萨非林,其含 20% 足叶草脂和 10% 水杨酸,用药方法与足叶草脂基本相同。

3 种制剂治疗尖锐湿疣的疗效是肯定的,副作用大都表现为局部轻重不一的刺激性皮炎,主要是潮红、糜烂、灼痛等,以后者为重,前者最轻。偶见有头晕、恶心、发热、尿少、无尿、心动过速、白细胞减少、血小板减少、肝肾功能障碍、紫绀等,甚至有呼吸衰竭、昏迷死亡者。孕妇不用为宜。

除足叶草毒素酊可由患者按医嘱自行应用外,其他两种药物由医护人员进行治疗。尽量先做醋酸白试验,再按发白区大小予以涂药,这样不会漏掉亚临床区的病变,疗效会更好些。正常情况下的局部刺激性皮炎反应并非不好,在及时对症处理的同时,发现疣体往往消退快。但要重复治疗时,一定要待皮炎反应消失后再进行,否则会引起局部糜烂。一般在尿道口、阴道口、阴道内的新鲜疣体最好用刺激性小的足叶草毒素,而包皮、肛门、阴囊、大小阴唇等处较老较厚的疣体用复方制剂或足叶草脂较好。

53. 咪喹莫特是如何治疗尖锐湿疣的

咪喹莫特属咪唑喹啉类化合物,是一个小分子免疫调节剂。其治疗尖锐湿疣的作用机制尚不清楚。本品不具有直接抗病毒活性,也不引起直接的、非特异的细胞溶解破坏。但临床前研究提示本品可能通过诱导体内包括干扰素在内的细胞因子而产生抗病毒活性。

咪喹莫特目前有2%和5%两种浓度的霜剂。咪喹莫特每周3次，临睡前用药。应在医生指导下合理用药以发挥本品的最大疗效。建议用药前和用药后洗手。咪喹莫特多采用管状（丽科杰）或多剂量包装（明欣利迪），每管乳膏（3 g）可涂抹面积为240 cm^{2}的疣体，避免过量使用本品，前一周使用尽量少，薄薄一层为宜。睡前取适量咪喹莫特药膏，均匀涂抹一薄层于疣体部位，轻轻按摩直到药物完全吸收，并保留6~10 h，用药部位不要封包。在涂咪喹莫特药膏后6~10 h请勿洗澡，6~10 h后，用清水和中性肥皂将药物从疣体部位洗掉。患者应持续使用咪喹莫特药膏，直到疣体完全清除，疣体最快2~4周清除，一般多在8~12周清除，应用咪喹莫特时间最多不超过16周。用咪喹莫特后局部有轻度红斑者，可以不必停用。如患者感到全身不适或出现较为明显的局部皮肤反应（如较明显的水肿、糜烂、疼痛等）时，应立即停用，待反应减轻后再继续用咪喹莫特。

咪喹莫特主要应用于外阴及外生殖器疣。用于治疗阴道、子宫颈、尿道、直肠或肛门内人类乳头瘤病毒感染的疗效和安全性均未经评价，不推荐使用。但有文献报道，咪喹莫特可用于表浅基底细胞癌和光化性角化病的治疗，还能用于男性生殖器疱疹首次发作的治疗。

咪喹莫特的局部不良反应，如红斑、糜烂、剥脱（剥落）和水肿是很常见的。严重的皮肤反应一旦发生，用药部位应用弱碱肥皂和水将乳膏洗掉，皮肤反应恢复后可重新再用5%咪喹莫特乳膏。少数患者也有肌痛、流感样症状、头痛、腹泻等全身反应，但均为轻度和中度。

对咪喹莫特或赋形剂过敏者忌用。不推荐用于尿道、阴道内、子宫颈、直肠或肛门内的人类乳头瘤病毒感染，更不推荐在其他药物或外科治疗后立即使用5%咪喹莫特乳膏治疗，也不推荐以5%咪喹莫特乳膏与其他治疗外生殖器疣的药配伍使用。

咪喹莫特乳膏需要在医生指导下使用。本品为外用药,应避免与眼接触。治疗部位不需用绷带等覆盖。5%咪喹莫特乳膏可减弱避孕套的避孕效果,因此在用药时应避免性接触。对于包皮过长的男患者,尚无推荐的治疗方案,故不推荐这种患者使用。咪喹莫特的大部分皮肤反应是轻度和中度,严重的皮肤反应一旦发生应及时报告医生。患者需知道,在治疗期间新的疣有可能长出,因为5%乳膏剂不能治愈疣。>75岁或<18岁年龄范围的人群没有用药经验。不推荐孕妇、哺乳期妇女应用咪喹莫特乳膏。

54. 5-氟脲嘧啶是如何治疗尖锐湿疣的

5-氟脲嘧啶是一种抗代谢药物,为细胞周期特异性药物,对增殖细胞各期均有杀伤作用,并能抑制病毒的复制,主要是抑制脱氧核糖核酸和核糖核酸的合成。同时在外搽疣体过程中,常常引起接触性皮炎,具有免疫刺激作用,从而增强抗病毒能力,使疣体逐渐消退。

2.5%~5%的5-氟脲嘧啶注射液外涂疣体处,每日2次,直至疣体消失为止。但疣体未完全消失,局部接触性皮炎明显,患者自觉症状明显时,可暂停用,待皮炎消退后,若疣体仍存在时再重复应用。为了预防尖锐湿疣复发,待疣体消失后,减量减次地应用2~3个月,但在应用中以不产生皮炎或其他副作用为前提。

5% 5-氟脲嘧啶霜外涂疣体处,每日2~4次,至疣体消退为止。对皮炎或其他副作用处理方法同溶液剂。

2%~3% 5-氟脲嘧啶软膏外涂疣体处,每日2~4次,至疣体消退为止。

5-氟脲嘧啶为抗肿瘤药物,对骨髓有抑制作用,但由于局部外用于疣体,范围不大,剂量不多,且经皮肤吸收致全身反应未见报告。主要是局部刺激性皮炎。一旦出现接触性皮炎时,停药作一般对症处理即可。

5-氟脲嘧啶作为外用药治疗尖锐湿疣,用药剂量、时间等原则上是既能使疣体消失,又能用最小剂量、最短时间较为理想,显然往往是不易做到,但要力求做好。涂药范围最好不要超出疣体0.2 cm,必要时在离疣体0.2~0.3 cm处外用金霉素眼膏或四环素眼膏等软膏进行保护后再涂药。患者不能因治病心切,蘸药液过多,涂药时间过长,或次数过多,这样会欲速而不达。一般每天涂药2次为佳,涂药后待药液干燥后再穿衣。避免药液随衣物接触到正常皮肤。为了避免其副作用又能达到治疗目的,应选择性地应用:

① 疣体在冠状沟、龟头系带等处及包皮过长的患者,最好不用此法。

② 疣体较大而多,长于小阴唇、阴道口、阴道壁的女性患者,最好不用此法。

③ 疣体大而多、范围广的患者最好不用此法。

④ 最好用于疣体小、数目少、范围局限的患者。尤其是新发的、较嫩的疣体,或者经激光等方法治愈而又新复发的疣体。

55. 三氯醋酸、二氯醋酸是如何治疗尖锐湿疣的

三氯醋酸、二氯醋酸是一种皮肤科较为常用的腐蚀剂,通过对蛋白的化学凝固作用而破坏疣体。尽管这些药物已广泛应用,但未作过彻底的研究和权威性的总结,故对其作用机制和用药方法等尚有待进一步总结提高。

三氯醋酸、二氯醋酸的浓度目前差距较大,为50%~90%不等,一般视患者年龄、性别和疣体的老嫩以及部位,选用50%、80%和90% 3种浓度;年龄小、女性、新发较嫩的疣体、在黏膜部位用低浓度,相反,年龄大、男性、老疣体、非黏膜部位的疣体可适当选用高浓度。最好结合患者的耐受力等具体情况选

用适当的浓度为好。

用法是疣体上涂少量药液待其干燥,此时见到表面形成一层白霜为最好。用药1周后,若疣体未完全消退,局部无明显炎症反应可重复1次,直至疣体消失为止。

因为三氯醋酸、二氯醋酸是腐蚀剂,三氯醋酸溶液比水的黏滞度低,如使用量过多,很容易扩散,损伤邻近的正常组织,容易引起刺激性皮炎。所以三氯醋酸和二氯醋酸的药量应尽量少,用后待其干燥方可活动。如果外用药物过多,疼痛明显,可外敷滑石粉、碳酸氢钠、液体皂中和过量的、未反应的酸。

56. 爱宝疗浓缩液是如何治疗尖锐湿疣的

爱宝疗浓缩液的活性成分主要为聚甲酚磺醛,是一种酸性很强的药液,pH为0.6,毒性较低。它能很好地纠正患者阴道的酸碱度,有效地维持阴道内的酸性环境,以利于宫颈糜烂的治愈。爱宝疗浓缩液对坏死或病变组织具有选择性作用,能使病变的上皮组织和柱状上皮的蛋白凝固脱落,正常鳞状上皮组织则不受影响,还可以杀灭阴道内的各种病原微生物,保护生理菌群的生长。还具有收敛止血和促进创面愈合的功能。爱宝疗浓缩液具有广谱的抗菌作用,包括革兰阳性菌、革兰阴性菌、加那菌、厌氧菌和滴虫等。

爱宝疗浓缩液治疗尖锐湿疣的用法为:将浸透爱宝疗浓缩液的棉片敷贴于疣体10～15 min,最后在疣体根部加压涂擦,每3天上药1次。另一用法是用激光或微波将疣体去除后,涂上爱宝疗浓缩液。

57. 酞丁胺是如何治疗尖锐湿疣的

酞丁胺有抗病毒作用,外用可治疗尖锐湿疣。其搽剂浓度为5%,外用搽于疣体每日2次,10 d为1个疗程;其霜剂浓度为1%,外涂于疣体,每日1次,4周为1个疗程。该药外用时间以疣体消失为止。副作用不大,但也可以引起刺激性皮炎,对症处理即可。

58. 甲醛是如何治疗尖锐湿疣的

甲醛能使局部疣体和皮肤及组织蛋白凝固,使之成干性死亡而脱落。同时,甲醛有杀菌和防腐作用,因而能抗感染。用30%甲醛溶液外搽于疣体表面,每日1次,3~4次后见到疣体表面硬化且色泽呈棕褐色时,用镊子夹除疣体,基底部露出新鲜的糜烂面,或表面有出血时,给予局部保护性处理即可。若疣体表面硬化,其基底部仍未硬化时应继续涂药,直到硬化剥脱为止。

甲醛对皮肤黏膜有一定的刺激性,用药后待其干燥,方可活动,以避免或减轻局部的疼痛。搽药部位要求准确在疣体部,以免损伤周围正常皮肤黏膜。在去除硬化了的疣体时,不要勉强夹除未硬化的疣体。若疣体基底未硬化未被除掉,周围皮肤出现炎症反应时,可2~3d搽药1次,以免造成不必要的痛苦。

59. 外用药物治疗尖锐湿疣时要注意什么

(1)不管哪种外用药均各有优缺点,在应用时要结合患者的实际情况,因地制宜地应用。

(2)外用药物治疗需要的是一个疗程,不是一两天,因而要制订一个治疗方案,给患者讲清楚,让其配合治疗。

(3)一般外用药,经过医生应用3次,疣体无明显改善,或经6次治疗,疣体未完全清除,应考虑改换另一种方法。

(4)在整个治疗疗程中,应作治疗的风险、收益比评估,以防治疗过度。

(5)由于治疗对减少未来的传染性的不确定性及疣体自行消退的可能性,对于某些患者来说,也可以放弃治疗,等待疣体自行消退。

60. 干扰素是如何辅助治疗尖锐湿疣的

干扰素(IFN)是一种广谱抗病毒剂,并不直接杀伤或抑制病毒,而主要是通过细胞表面受体作用使细胞产生抗病毒蛋白,从而抑制乙肝病毒的复制。其类型分为 α-(白细胞)型、β-(成纤维细胞)型、γ-(淋巴细胞)型 3 类。同时还可增强自然杀伤细胞、巨噬细胞和 T 淋巴细胞的活力,从而起到免疫调节作用,并增强抗病毒能力。干扰素是一组具有多种功能的活性蛋白质(主要是糖蛋白),是一种由单核细胞和淋巴细胞产生的细胞因子。它们在同种细胞上具有广谱的抗病毒、影响细胞生长,以及分化、调节免疫功能等多种生物活性。

干扰素的生物活性主要有:

① γ-干扰素能够抑制人类乳头瘤病毒复制以及对机体免疫功能有增强作用。

② 抗病毒作用。干扰素可暂时结合于细胞表面的受体,活化细胞浆中的酶,影响 m 核糖核酸的翻译从而发挥抗病毒活性即限制病毒复制的作用。抗病毒作用发生于用药后数小时,可持续数天。

③ 免疫调节作用。可增强宿主对人类乳头瘤病毒感染的防御反应。

④ 抗增殖作用。干扰素具有抗细胞增生活性的天然蛋白,通过与癌细胞表面受体结合直接抑制癌细胞的增殖。

临床作用的干扰素制剂有:

① 自然干扰素,主要指人体白细胞干扰素。

② 基因工程干扰素,又称重组干扰素。它与自然干扰素有相同的抗原性和生物活性,为单一型的 α-或 β-干扰素。目前常用的制剂为重组白细胞 α-干扰素。

干扰素口服很少吸收或不吸收,局部使用应使干扰素与靶细胞接触,可以外涂或病灶内注射,为维持足够高浓度需多次用药才能抑制局部病毒感染或肿瘤生长。用药方法有肌肉注射、皮下注射、静脉滴注、局部给药（软膏外涂或阴道栓剂），需连续使用。

干扰素治疗该病的剂量目前尚无统一标准。干扰素全身应用以肌肉注射为宜。疣是干扰素临床治疗各种病毒感染中最有效的一种，用 α-干扰素或 β-干扰素进行局部或全身治疗数月都能治愈。寻常疣或扁平疣应先造成皮损表面的浅表损伤，然后外涂干扰素溶液或软膏。

皮下注射或肌肉注射干扰素的剂量为 100 万单位、200 万单位、300 万单位不等，皮下注射每天 1 次，共 10~14 d，然后改为每周注射 3 次，连续 4 周。重组干扰素 α-2α 每天（100~300）万单位，连续 1~2 个月。重组干扰素 α-2β 每天（100~200）万单位，1~3 周为 1 个疗程。

尖锐湿疣的各种治疗往往容易复发，尽管各项辅助治疗有一定的作用，但尚难肯定，干扰素也是如此。不少医师用皮下或肌肉注射后，想到局部注射治疗，目的是在疣体基底部注射时，更好地直接作用于疣体，达到更好的疗效。其方法：① 疣体基底部注射法：γ-干扰素或 α-干扰素（100~300）万单位，视疣体大小用生理盐水或注射用水 0.5~1 mL 稀释后均匀地注射于疣体基底部，每 2 天 1 次，7~10 次为 1 个疗程，首次可于激光治疗等方法前进行，或注射后即进行激光等方法治疗。② 外涂法：配一定浓度的干扰素外用制剂（大多为油剂、霜剂，每克含干扰素 200 万单位），涂于患处，每天 3~4 次。3~4 周为 1 个疗程，直至疣体消失。或于其他方法除疣后，涂于原疣体的患处，方法同上，目的在于预防其复发。

干扰素常见的副作用为流感样症状，表现为肌痛、发热、发冷，也可发生头痛、恶心及疲乏。可发生暂时性白细胞减少及血小板减少，就是局限性损害，注射也可出现这种情况，但均可恢复正常。还可发生暂时性轻度肝功能异常，三酰甘油水平升高，高密度脂蛋白胆固醇水平下降。一般在用药时可服扑热息痛来预防发生流感样症状,治疗前及治疗期间定期检查白细胞及血小板计数、肝功能等。

61. 胸腺肽是如何辅助治疗尖锐湿疣的

胸腺肽又名胸腺素,是胸腺组织分泌的具有生理活性的一组多肽。临床上常用的胸腺肽是从小牛胸腺发现并提纯的有非特异性免疫效应的小分子多肽。

胸腺肽能连续诱导 T 细胞分化、发育的各个阶段,维持机体的免疫平衡状态,增强 T 细胞对抗原的反应,从而提高机体抵抗疾病的能力。具有多种生物学活性的胸腺肽主要是诱导 T 细胞分化成熟、增强细胞因子的生成和增强 B 细胞的抗体应答。胸腺肽在我国临床应用已有 20 余年,过去因各种制剂的制备方法和质量控制不统一,临床观察不规范,疗效难以肯定。胸腺肽主要活性成份是由 28 个氨基酸组成的胸腺肽 α1,现已有化学合成的商品。

胸腺肽为无色透明液体,pH 为 7.2,适用于各种原发或继发的免疫缺陷或免疫功能失调,以及由此而引起的病毒或细菌感染。

胸腺肽以肽蛋白含量计,成人一般每次用量为 5~20 mg,口服、肌肉注射或皮下注射,每日 1 次或隔日 1 次,或 1 周 3 次,一般 7~10 次为 1 个疗程。具体制剂及剂量选择要严格按说明书应用。

胸腺肽耐受性良好,个别患者可见恶心、发热、头晕、胸闷、无力等不良反应,少数患者偶有嗜睡感。

62. 白细胞介素-2 是如何辅助治疗尖锐湿疣的

白细胞介素-2 又称自然杀伤细胞刺激因子、细胞毒淋巴细胞成熟因子,是一个分子量为 14 500 的糖蛋白,它刺激已被特异性抗原或丝裂原启动的 T 细胞增殖,可促进 T 淋巴细胞增殖与分化,诱导具有细胞毒样活力的杀伤细胞,诱导及增强杀伤性 T 细胞、单核细胞、巨噬细胞的活力等。

一般认为,白细胞介素-2 调节表皮抗原提呈细胞(如郎格罕细胞),以启动或激发抗表皮抗原免疫保护。诱导淋巴因子激活的杀伤细胞,直接杀伤人类乳头瘤病毒感染的角朊细胞。还可能作为从淋巴细胞到垂体,发挥旁分泌作用的重要信使,诱导和刺激自然杀伤细胞增殖、分化,诱导其他细胞因子分泌(如干扰素、肿瘤坏死因子-α 等)。

成人每次每日用量为(10~20)万单位,10~15 d 为 1 个疗程。

一般无不良反应,少数患者可出现发热、皮疹。癫痫、严重低血压、心肾功能不全、高热者禁用。孕妇、患有心脏病或肺部疾病、60 岁以上者慎用。用药期间应定期查肝、肾功能。

63. 转移因子是如何辅助治疗尖锐湿疣的

转移因子是从健康人白细胞中提取制得的一种多核苷酸和多肽小分子物质,为细胞免疫促进剂。其具有细胞免疫功能,并能促进释放干扰素。转移因子携带有致敏淋巴细胞的特异性免疫信息,能够将特异性免疫信息递呈给受体淋巴细胞,使受体无活性的淋巴细胞转变为特异性致敏淋巴细胞,从而激发受体细胞介导的免疫反应。转移因子具有广泛的免疫学调节活性,一方面可诱导免疫细胞活化,增强机体非特异性免疫能力;另一方面能够将特异性免疫能力传递到其他动物,激发动物产生特异性免疫。转移因子是小分子物质,分子量＜1 000,不会被胃蛋白酶、胰蛋白酶分解,也不会被胃酸破坏,可以口服。无毒副作用,无过敏反应,无抗原性。使用剂量小,起效快,药效持续时间长。

转移因子有针剂和口服剂型两种。针剂每支为 3~5 单位,每次 1 支,每周 2~3 次,皮下注射,10~15 次为 1 个疗程。口服剂每 10 毫升含 3~5 单位,每次 10 mL,每天 1 次或隔日 2 次,10~15 次为 1 个疗程。有研究表明,转移因子可抵抗消化酶,故口服疗效与注射相同。口服后血、肝、尿中峰值分别为 2 h、8 h、24 h,24 h 后残留 40.3%。

注射局部有酸胀感,个别出现皮疹、皮肤瘙痒、痤疮增多及一过性发热等反应。口服时禁与热的饮料、食品同服,以免影响疗效。药品变色后勿用。

64. 卡介菌多糖核酸是如何辅助治疗尖锐湿疣的

卡介菌多糖核酸是采用卡介菌经热酚法提取的多糖核酸类物质,具有活化巨噬细胞,增强 T 细胞、B 细胞介导的细胞免疫和体液免疫功能。研究表明,辅助性 T 淋巴细胞比例失衡是造成变态反应性疾病发病中的一个重要环节。T 淋巴细胞按照产生的细胞因子的类型和生物学功能的不同,可分为 T 淋巴细胞 1 和 T 淋巴细胞 2 两种类型。T 淋巴细胞 1 分泌的细胞因子主要与细胞免疫反应有关,可激发迟发型变态反应(如结核菌素反应)。T 淋巴细胞 2 分泌的细胞因子主要与 B 细胞、肥大细胞、嗜酸性细胞增殖、分化和激活有关,并对免疫球蛋白 E 的产生具有选择性促进作用,故主要介导体液免疫反应和 I 型变态反应。卡介菌素可能通过诱导 γ-干扰素的生成,促进 T 淋巴细胞 1 细胞活化,恢复体内 T 淋巴细胞 1/T 淋巴细胞 2 的平衡,达到控制变态反应的目的。体内外的研究均表明,卡介菌多糖核酸可以升高 γ-干扰素的水平。γ-干扰素具有广谱抗病毒作用,可以与细胞表面受体结合后诱导细胞合成抗病毒蛋白,抑制病毒复制,是体内抗病毒的主要细胞因子之一。

卡介菌多糖核酸注射液的商品名称是斯奇康,它能够通过调节机体内的细胞免疫、体液免疫,刺激网状内皮系统,激活单核-巨噬细胞功能,增强自然杀伤细胞功能来增强机体的抗病能力,并促进白细胞介素和干扰素的产生和合成增多,因而提高了机体的防御能力,对防止潜伏病毒再次复制活跃能发挥一定的作用。

斯奇康注射液每支 1 mL,每次 1 支,肌肉注射,每 2 天 1 次,连续 9～18 次为 1 个疗程。

个别患者有局部注射处疼痛,有的患者出现皮疹或短时发热。感冒时不用。

65. 聚肌胞是如何辅助治疗尖锐湿疣的

聚肌胞注射液系双链多聚肌苷酸-多聚胞苷酸聚合物的无菌水溶液,是一种高效干扰素诱导剂。

聚肌胞为高速内源性干扰素诱导剂,注射后 2～12 h 能使人体血液中出现大量的干扰素,恢复被抑制了的免疫功能,发挥类似干扰素的作用,使细胞抗病毒能力显著增强。同时还具有免疫调节作用,刺激和促进细胞的活性,从而增强清除病毒感染细胞的能力,并有抗增殖的作用,因而可以治疗尖锐湿疣。

聚肌胞注射液每支 2 mg,每次 1 支,肌肉注射,每日 1 次;或每次 2 支肌肉注射,隔日 1 次,10 支为 1 个疗程。

除个别患者有低热外,未发现其他副作用。感冒发热时最好不用。

66. 左旋咪唑是如何辅助治疗尖锐湿疣的

左旋咪唑可提高患者对细菌及病毒感染的抵抗力。研究发现,左旋咪唑有免疫调节作用,能使受抑制的巨噬细胞和 T 细胞功能恢复到正常,对正常细胞则无效。能提高巨噬细胞的吞噬能力,可恢复多形核白细胞、单一核细胞、巨噬细胞与 T 细胞在不同体系中的受损反应。可诱导早期前 T 细胞分化成为功能性 T 细胞。增强单核细胞的趋化和吞噬作用,激活巨噬细胞和粒细胞移动抑制因子,诱导产生内源性干扰素,从而提高(恢复)

机体免疫功能水平,抑制病毒繁殖,增强对病毒的清除能力,达到抗病毒的目的。同时,左旋咪唑的体内代谢产物苯丙咪唑啉还可作为放射保护剂,清除游离基或与重要疏基和二硫化合物直接交互作用,促使微管蛋白形成,对免疫功能产生重要影响。

左旋咪唑口服后迅速吸收,主要在肝脏代谢,半衰期为 4 h,左旋咪唑及代谢产物 48 h 内自尿、粪和呼吸道排出,乳汁中亦可测得。除此之外,左旋咪唑还有涂布剂和栓剂,经皮肤及直肠给药,可提高生物利用度,减少毒副作用。

口服左旋咪唑,成人用量每次 50 mg,每日 3 次,每周连服 3 d,停 4 d。儿童的用量一般按每日每千克体质量用药 2.5 mg,分 3 次服,每周用 3 d,停 4 d,疗程一般为 4 周到 3 个月。涂布剂:每 2 小时 1 次,每日 6~8 次,连续用药 2 周,或每 3 天用药 1 次,每次 5 mL(内含左旋咪唑 500 mg),均匀涂于大腿和手臂内侧,24 h 免洗。栓剂:每枚 200 mg,排便后塞入肛门内 2 cm 左右,每周 2 次,4 周为 1 个疗程。

左旋咪唑口服时副作用较多,用涂布剂或栓剂时则可避免或减轻某些副作用。其特异性反应为:皮疹、口腔溃疡、流感样综合征、粒细胞减少和血小板减少、胃肠道反应及肝炎样综合征。还可以引起脑炎综合征和白质脑病,部分患者可引起味觉、嗅觉障碍。偶见中毒性表皮坏死松解症型药疹。肝肾功能不全、肝炎活动期、妊娠早期等患者应慎用。干燥综合征患者慎用。不可每日连续服用过长时间及用药过量,间歇长期服用者,要注意血象变化,因过量可产生免疫抑制现象。不宜和亲脂性药同服。连用 6 个月以后,副作用明显增加。

67. 丙种球蛋白是如何辅助治疗尖锐湿疣的

按其来源分为两种,一种来自健康人静脉血,另一种来自胎盘血,称为胎盘球蛋白,后者因丙种球蛋白含量及纯度均较低,故用量应相应增大。过去的普通丙种球蛋白产品多用作被动免疫,20世纪80年代后发展成静脉注射制品,具有注射无疼痛,发挥作用快,使用无剂量限制,并免除了肌肉注射时酶解的耗损而能达到最大利用等优点。

注射用丙种球蛋白含有健康人群血清所具有的各种抗体,具有抗菌、抗病毒的作用,因而有增强机体抵抗力预防感染的功能,注射用丙种球蛋白还可封闭网状内皮系统中的游离Fc。受体可减少对血小板的破坏,调节白细胞介素-1的产生及补偿抗体缺乏的作用,大剂量时能抑制B细胞分化和免疫球蛋白合成,因而可用于病毒性皮肤病。对尖锐湿疣有辅助治疗作用。用时要根据患者的实际条件和其经济基础,在患者愿意接受的情况下应用。

肌肉注射每次0.3~0.6 g。静脉输注按每日每千克体质量0.2~0.4 g用药,连用5 d。

普通丙种球蛋白不可作静脉给药用,因其为血清制品偶有过敏反应。注射用丙种球蛋白的副作用与流感综合征相似,也可有荨麻疹、溶血、血栓性静脉炎、一过性丙氨酸氨基转移酶升高等。

68. 多抗甲素是如何辅助治疗尖锐湿疣的

多抗甲素是从α-溶血性链球菌N033菌株培养提纯而得的多糖类物质α-甘露聚糖肽,具有增强巨噬细胞的吞噬,增强体液免疫功能和应激功能,提高白细胞数量等作用,还可抑制肿瘤的生长和代谢,可作为尖锐湿疣的辅助治疗。

肌肉注射:10 mg,隔日1次,1个月为1个疗程。
口服液:10 mg,每日3次,1个月为1个疗程。
静滴:10 mg,每日1次。
偶见心悸、头晕、多汗、皮疹、注射部位瘙痒等不良反应。

69. 异丙肌苷是如何辅助治疗尖锐湿疣的

异丙肌苷原为抗病毒药,后发现此作用与其能增强机体免疫功能有关,能增强有丝分裂原引起的淋巴细胞增殖,增加抗体的产生,增加淋巴因子的产生和效应,刺激巨噬细胞的吞噬功能,增加自然杀伤细胞活性和产生白细胞介素-1,故异丙肌苷是一种免疫调节剂,可纠正与细胞介导有关的免疫功能紊乱。其适应证为:① 疱疹病毒感染和人类乳头瘤病毒感染,可作为尖锐湿疣的辅助治疗。② 全秃和普秃。③ 自身免疫病如系统性红斑狼疮、类风湿性关节炎。④ 用作肿瘤化疗、放疗后的辅助治疗,使下降的免疫功能恢复或接近正常。⑤ 带状疱疹后遗神经痛。

口服,每次 2~4 g,每日 2~4 次。

不良反应轻微,仅出现恶心和血中尿酸水平升高。

70. 锌制剂是如何辅助治疗尖锐湿疣的

锌制剂对维持机体的生理功能起重要的作用,能维持上皮组织的正常修复,对成纤维细胞的增生、上皮形成和胶原合成均十分重要。它也可使 T 细胞增多、活力增强,从而有免疫调节作用。还可维持机体各种屏障的正常功能而发挥防御感染的作用,临床上可用作尖锐湿疣的辅助治疗。

以硫酸锌为例,每日 200~300 mg,分 2~3 次口服。或甘草锌片 0.25~0.5 g,每日 2~3 次。

锌制剂的不良反应主要为消化道反应如纳减、恶心、呕吐、腹痛和腹泻等。锌制剂不宜空腹服用,忌与四环素、多价磷酸盐、青霉胺同用。

71. 妊娠期尖锐湿疣如何治疗

妇女妊娠期发生尖锐湿疣后其治疗较为困难,尤其是要求生产的孕妇发生尖锐湿疣后,处理更是棘手。因为在治疗尖锐湿疣时要考虑孕妇与胎儿两方面,即在治疗时要考虑所用药物或物理疗法等治疗的安全性,特别是要考虑所用疗法对胎儿或孕妇有无影响。由于一些疗法在孕妇中应用受到限制,如足叶草毒素、5-氟脲嘧啶等化学药物局部应用后经皮肤黏膜组织吸收,可引起胎儿流产、早产、死产、畸形等,而手术切除、激光、电灼等方法可发生严重出血,并易致局部细菌感染,如蜂窝组织炎等,令临床医生和患者苦恼。但如果孕妇尖锐湿疣不治疗则损害会继续发展。病变巨大可发生溃疡出血,严重者可造成软产道机械性阻塞。胎儿感染人类乳头瘤病毒后,严重病例可出现呼吸道乳头状瘤等致命并发症。因此,妊娠合并尖锐湿疣的治疗问题十分复杂。

孕妇患尖锐湿疣后要建议其终止妊娠。原因是除了在妊娠期尖锐湿疣增长速度快、对治疗反应差外,重要的是有可能引起宫内胎儿感染人类乳头瘤病毒或发生尖锐湿疣,或在生产过程中胎儿发生尖锐湿疣,也可能在治疗尖锐湿疣时发生流产、早产等。此外,终止妊娠后也便于尖锐湿疣的治疗,少数人不经治疗尖锐湿疣损害也可能逐渐减少、缩小,甚至完全自行消退。对不愿意终止妊娠并坚持要小孩者,要严密观察其病情发展。患者要勤洗外阴部,保持外阴部清洁、卫生,保持局部干燥。患者要注意休息,避免疲劳,加强营养,提高机体免疫功能,以提高抗病能力。患者要平卧,抬高下肢,以改善下肢血液循环,减轻外阴部水肿。

在治疗方面尽量选择对孕妇和胎儿均无影响的疗法。这些疗法要求:

① 不容易经皮肤黏膜吸收引起全身性毒副作用的化学药物。

② 避免全身性或局部损害,内用不易引起全身性反应的药物,以尽量减少孕妇的痛苦。对孕妇尖锐湿疣患者常选用的疗

法有三氯醋酸局部治疗、冷冻疗法、激光疗法。尽管这些疗法较安全,但还是会给患者带来一定痛苦,如激光疗法引起的疼痛等,甚至可能会导致流产。

如果尖锐湿疣损害数目不多,可一次性彻底去除损害。若损害数目较多,应分批去除损害。如果损害较多、较大,损害广泛,去除损害后很快复发。如果是妊娠晚期即将分娩者,可采取保守的方法,即不进行治疗或只去除个别较大的损害,其余的损害不治疗,等待产后再作处理。如果出现下列情况者要进行治疗:

① 损害较大,出现压迫症状者。

② 阴道内或外阴尖锐湿疣损害容易出血者。

对阴道或宫颈部有尖锐湿疣者,要尽可能避免反复多次使用扩阴器检查,以免引起流产或早产。

妊娠晚期要行剖宫产,避免经阴道分娩,尤其是宫颈和(或)阴道壁有尖锐湿疣者要注意,以免造成婴儿的尖锐湿疣感染。但也有学者主张阴道分娩方式,认为剖宫产并不能阻止母婴尖锐湿疣传染。

对孕妇产后尖锐湿疣的处理可先采取等待的办法,期望尖锐湿疣能自行消退。在临床上,孕妇尖锐湿疣在产后部分可自行消退。孕妇产后尖锐湿疣自行消退的可能因素有:

① 孕妇产后消耗量减少,营养加强,提高了机体免疫功能。

② 外阴部有利于人类乳头瘤病毒增殖和尖锐湿疣增长的湿润环境得到改善。

③ 内分泌激素水平如孕酮水平恢复正常等。

对产后尖锐湿疣损害数目无减少、损害无缩小且病情进一步加重者要按常规治疗方法积极治疗。与此同时,要注意观察婴儿有无尖锐湿疣感染。对有浸润表现的巨大型尖锐湿疣,应较大范围切除后进行病理检查以了解有无癌变。若发生癌变要采取外科根治术。

在尖锐湿疣的治疗过程中,不能只考虑单一采用某种疗法去除尖锐湿疣损害,同时要重视患者的全身状况,如有无其他一些免疫性疾病、病毒感染性疾病、严重消耗性疾病等,若发现有,则要积极治疗。尽管有极少数尖锐湿疣可能自行消退,但若延迟治疗,会引起病情加重,增加治疗上的困难。如果尖锐湿疣患者同时合并有细菌感染、真菌感染或滴虫感染等疾病时,应同时进行治疗。在治疗尖锐湿疣方法的选择上,其中最常用的方法是自体疫苗疗法、局部外用药物疗法。在内用药物方面主要选择免疫增强剂及抗病毒药。目前仍以干扰素局部或全身性治疗为主。

72. 如何用 PDL 生物光波互融疗法治疗尖锐湿疣

PDL 生物光波互融疗法采用量子非破坏性磁场共振感知器,将人类乳头瘤病毒分子运动的磁波频率、振幅强弱、波长等信息量化,再采用特定波长的生物光波进行足量照射,使其与人类乳头瘤病毒分子磁波共振叠加,影响病毒细胞的膜性结构,干扰病毒细胞的复制过程。然后导入波长为 635 nm 的高能量红外光照射病变组织,依靠光化学反应产生的大量单态氧靶向灭杀人类乳头瘤病毒细胞,致使其坏死、凋亡,从而致病变组织脱落。系统同时注入超强免疫因子,修复细胞免疫系统缺陷,激活自体免疫功能,避免人类乳头瘤病毒趁虚卷土重来,从根本上治愈尖锐湿疣、寻常疣、扁平疣、拓疣等疣类疾病。

生物光波是指红光、波姆光、微米光等一系列有益于人体、易被人体软组织吸收的光波。PDL 生物光波互融疗法以量子物理学为基础,综合运用分子生物学、细胞学、物理学、病理统计学的科研成果,通过光波共振、光化学反应、免疫治疗等一系列治疗措施,达到彻底治疗尖锐湿疣,强力抗复发的目的。

PDL 生物光波互融疗法的四大特点是:

(1) 高治愈率:与其他疗法相比,PDL 生物光波互融疗法具有极高的治愈率,被医学界誉为"疣类疾病的终结者"。

(2)强力抗复发:该技术率先突破传统激光治疗手段,创造性地将光波共振、光化学反应、免疫治疗结合起来,成功解决了疣类疾病"杀毒不彻底"和"容易复发"两大医学难题。临床证实,采用该技术治疗尖锐湿疣能够强力抗复发。

(3)安全、无创、无痛苦:全程采用温和光波疗法,无创无痛苦,治疗结束后无红肿现象,全程零感染,技术安全性极高。

(4)人性化的私密治疗:PDL生物光波互融疗法对私处的治疗很好地体现了私密性和人性化,深得患者认同。

PDL生物光波互融疗法利用量子物理学原理,通过光波共振成功切断了人类乳头瘤病毒的基因链,破坏了细胞的膜性结构,从而摧毁其繁殖力,杜绝病毒再复制、繁殖和变异更新。PDL生物光波互融疗法依靠光化学反应产生的大量单态氧靶向灭杀人类乳头瘤病毒,让游离病毒无处藏身,最终坏死、凋亡,而致病变组织脱落。PDL生物光波互融疗法强力抗复发的核心是原装进口的超强免疫因子,它能迅速修复细胞免疫系统的缺陷,增强机体免疫功能,避免湿疣疱疹病毒趁虚卷土重来。人类乳头瘤病毒基因靶向治疗系统全程采用温和光波疗法,治疗过程人性化地避免了对发病器官上皮结构和胶原支架的损伤,可保持器官外形完整和正常的生理功能。

73. 治疗尖锐湿疣的误区有哪些

尖锐湿疣容易复发、不能治愈、无法生育,这些小广告上宣传的尖锐湿疣的"恶果",会让患者感到好像掉进无底深渊,背负巨大的压力。其实,尖锐湿疣并非洪水猛兽,这些认识上的误区反而会加重病情。

误区一:容易复发。一般来说,尖锐湿疣复发最常出现于治疗后3个月内,随着时间的延长,患者传染性降低,复发的可能性亦降低。患者经治疗后6个月不复发,就算临床治愈了。如果治疗后1年不复发,那么以后复发的可能性极小,传染的可能性也极小。因此,治疗后的第3个月是道"坎",在这期间患者要随时去医院检测病情,合理用药,不要盲目地换药。

误区二:不好去根。尖锐湿疣的病原体为人类乳头瘤病毒,它们通常不进入血液,在进入人体后可潜伏于表皮基底层,然后随着表皮复制进入细胞核内,引起细胞的分裂,同时形成临床所见的皮损。治疗后有些患者反复发作,这可能与亚临床感染、潜伏感染或再感染有关,经多次治疗,大都可控制复发。也有少数长期带病毒的患者,经一段时间后,病毒可随机体免疫状态的改善而被抑制乃至消失。

误区三:不能生育。尖锐湿疣彻底治愈后无传染性,不影响怀孕和生育。患者经正规治疗后,如果症状消失,1年后不复发,即可考虑结婚、生育。

误区四:性伴侣一定会被传染上尖锐湿疣。>40%的患者配偶同患尖锐湿疣,20%~30%的患者合并有其他性病,这表明尖锐湿疣主要是通过性关系传播的,但也有相当部分的患者的配偶或性伴侣并未发生皮损,这可能与受染者的免疫状况有关。尖锐湿疣患者的1次性接触感染率高达60%,好发于性生活易破损的部位。但是临床上不是所有的接触者都发生尖锐湿疣,这可能与接触的病毒数量和患者病期有关。

尖锐湿疣的中医治疗

74. 中医如何辨证治疗尖锐湿疣

中医将尖锐湿疣归属于"千日疮"的范畴,古时称为"臊瘊",早在几千年前,《黄帝内经》就对尖锐湿疣有所记载。在民间,人们将生于两阴皮肤黏膜交接处的疣体称为"菜花疮",主要是因为其柔软、湿润,形如菜花,污秽而色灰,故有此称谓。

中医认为,尖锐湿疣发作是因湿热邪毒外侵肝经、湿热内蕴所致的。由于中医治疗取材方便,治疗彻底,目前仍有很多尖锐湿疣患者愿意接受中医治疗。中医根据患者的体质和疣体的大小,结合全身症状,常划分为4型论治,它们是湿热下注证、外染毒邪证和气血瘀滞证。湿热下注证常发生于素体肥胖、阴部潮湿的患者;外染毒邪证常发生于不洁性交的患者;而气血瘀滞证主要见于湿疣日久、疣体灰暗的患者;脾虚湿浊型常发生于大小阴唇或尿道口、冠状沟、肛周等部位。

(1) 湿热下注证:或有肛周皮损潮湿红润,或有包皮过长,或有白带过多或其他皮肤病。常伴口苦、口黏、口渴不喜饮水,大便黏滞不畅,小便黄。舌红苔黄腻,脉弦数。这是由于肝胆湿热下注,循经流注阴部所致。治宜清利湿热,解毒消疣。方用:苍术10 g,黄柏10 g,生薏苡仁30 g,土茯苓30 g,丹皮10 g,通草10 g,泽泻10 g,马齿苋30 g。方中苍术、黄柏清下焦湿热。生薏苡仁健脾除湿,具有抗病毒的功能。配土茯苓、丹皮、通草、泽泻、马齿苋解毒除湿,活血化瘀。如湿热重者,可加入龙胆草10 g。大便不通者,可加入芦荟10 g。

(2) 外染毒邪证:常见疣体增大迅速,或合并梅毒、淋病,有明确的不洁性交史。自觉症状常较轻或无，舌脉亦可正常。这是由于外染毒邪，毒气蕴滞，故疣体增大迅速。治宜清热解毒。方用：马齿苋60 g，败酱草15 g，紫草15 g，大青叶15 g，木贼草15 g。方中马齿苋为主药，清热解毒。配合败酱草、紫草、大青叶、木贼草加强清热解毒、活血散结之效。如皮损灰暗，或病程较长，酌加蜂房、丹参、红花等活血化瘀之品。

（3）气血瘀滞证：见于皮损暗红或暗褐色，增长缓慢，经久不消，或有疼痛的患者。舌暗淡，苔薄白，脉细涩。这是由于毒邪结聚日久，阻滞气机，致气血瘀阻所致。治宜理气活血、化瘀散结。方用桃红四物汤加减：桃仁10 g，红花10 g，川芎10 g，当归10 g，白芍10 g，丹参10 g，蜂房10 g，柴胡10 g，夏枯草30 g。方中取桃仁、红花、川芎、当归、丹参、蜂房活血化瘀。柴胡疏肝理气，引药直达病所。夏枯草清热解毒，软坚散结。如患者为气虚者，可加入生黄芪30 g，补气解毒，提高机体免疫功能。疣体坚硬者，可加入生龙牡各30 g，以软坚散结。

（4）脾虚湿浊型：大小阴唇或尿道口、冠状沟、肛周等部位皮损呈灰白暗色小乳头状隆起。表面湿润，有腥臭味，伴有白带稀薄，小便有下坠感，尿清长，纳少肢体困倦，舌苔白腻，脉濡数。治宜健脾除湿。方用胃苓汤加减：猪苓25 g，苍术10 g，泽泻10 g，茯苓15 g，苦参10 g，秦皮10 g，黄柏10 g，小茴香10 g，甘草6 g，黄芪20 g，陈皮15 g，板蓝根20 g，车前子10 g。水煎服，每日1剂，每日2次，15~30 d为1个疗程。

75. 如何用中医专利疗法治疗尖锐湿疣

南京圣贝中西医结合医院皮肤性病科采用纯中药国家专利配方（专利号201110166572.3）治疗尖锐湿疣。该专利配方由金蜥蝎、一见消、山甲、蜈蚣等几十种动植物、矿物药组成。通过清热解毒、疏肝燥湿、软坚散结、扶正祛邪等辨证施药，能彻底将体内残余病毒排出体外，提高机体免疫功能，防止尖锐湿疣复发与恶变,从而达到标本兼治的目的。

中医专利疗法根据每位患者情况和病情不同辨证施治,因人而异进行合理组方,针对性地用药,达到事半功倍的效果。中医专利疗法组方合理、配伍恰当、相互协同,充分发挥了中药之间优势互补的作用;达到标本兼治、培元固本、扶正祛邪、舒肝理气、活血化瘀、内外结合;能够使药物的有效成分直达皮肤基底和皮肤真皮层,杀死局部和体内的人类乳头瘤病毒。可以阻断病毒脱氧核糖核酸的复制,使疣体失去根源和营养的支持,自动逐渐缩小、枯萎、脱落。同时,中医专利疗法采用的是纯天然中药,可以改善机体微循环功能,激活人体免疫系统,产生免疫球蛋白,提高自身免疫功能。据统计,中医专利疗法的一次性治愈率达99.62%。一般要求患者最好能到医院临诊。如因路途遥远不便来诊者,最好可以通过电脑传来图片或电话交流,尽可能地让医生了解患者的具体病情和情况后,再决定治疗方案和是否给予邮寄成品药。

该组方主要由内服加外洗组成,因为每位患者的病情不一样,所以无法整理出完全一样的用药方法;具体用药方法由临床医生交代给患者。

尖锐湿疣中医专利疗法采用纯中药配方,安全、无毒副作用,治疗无痛苦,方便,不影响工作、学习,且愈后不留疤痕。对激光、冷冻、挂水、外涂药等治疗失败以及巨大型湿疣、尿道内湿疣、阴道内湿疣、肛管内湿疣等特殊复发性病例的治疗,均可以在短时间内治愈。相关治疗结果的图片参见本书附录。

76. 哪些内服汤药可以治疗尖锐湿疣

(1)龙胆泻肝汤加减方:龙胆草、炒栀子、黄芩、泽泻、生地、车前子、当归各10 g,柴胡、木通各6 g,甘草3 g。水煎取药汁。每日1剂,分2次服。肛门瘙痒甚者加苦参、白鲜皮各15 g。局部肿物较大或肿物密布而面积较大者加紫草、夏枯草各15 g。

伴大便干燥者去车前子,加玄参、生大黄各 10 g。病灶局部糜烂渗液较多者加苍术、苡仁各 15 g。另可外用消疣散:苍术、黄柏、枯矾各 30 g,青黛、冰片各 5 g,轻粉 6 g。研极细末,混匀后装瓶备用。根据病灶大小,每次用药末 2～5 g 外敷患处,盖以消毒敷料,每日 1～2 次。具有清利湿热、解毒消肿、杀虫止痒的功效,适用于肛门尖锐湿疣。

(2) 二黄枸杞子汤:黄芪、黄精、枸杞子、板蓝根、紫草、赤芍各 30 g,马齿苋 45 g,薏苡仁 90 g,土茯苓 50 g,重楼 9 g,甘草 6 g。水煎取药汁。每日 1 剂,分 2 次服。10 d 为 1 个疗程。具有除湿解毒、化瘀散结、调补肝肾的功效,适用于尖锐湿疣。

(3) 消疣方:生黄芪 50 g,炒白术 20 g,生薏苡仁 50 g,冬瓜仁 50 g,板蓝根 20 g,紫草 20 g,大青叶 20 g,马齿苋 30 g,土茯苓 30 g,蜂房 10 g。水煎取药汁。每日 1 剂,分 2 次服。2 周为 1 个疗程。具有健脾利湿、清热解毒的功效,适用于尖锐湿疣。

(4) 茵陈祛疣汤:茵陈 30 g,苍术 15 g,黄柏 15 g,板蓝根 30 g,木贼 20 g,香附 15 g,红花 15 g,牛膝 15 g,茯苓 30 g,薏苡仁 30 g,甘草 10 g。水煎 2 次,取药汁。每日 1 剂,第 1 煎分 2 次服,第 2 煎温洗患处 15～20 min,20 d 为 1 个疗程。具有清热利湿、活血化瘀的功效,适用于尖锐湿疣。

(5) 二阴除疣汤:板蓝根 50 g,黄柏、苦参、大青叶、土茯苓各 30 g,白花蛇舌草、苦楝树皮各 25 g,荆芥、防风各 20 g。上药纱布包好,水煎取药汁。先熏后洗,每日 2 次。具有解毒凉血、燥湿止痒的功效,适用于尖锐湿疣。

(6) 复方莪术汤:莪术、三棱、香附、板蓝根、山豆根、苦参各 30 g。上药水煎取汁 1 000 g。趁热熏洗,1 日 2 次,1 剂用 2 d,5 剂为 1 个疗程。具有解毒燥湿、活血止痛、软坚散结的功效,适用于尖锐湿疣。

(7) 参芪丹参白术汤:黄芪、党参、丹参各 30 g,白术 10 g,甘草、丹皮各 9 g,猪苓 15 g,三七 6 g。水煎取药汁。每日 1 剂,分2次服。10 d为1个疗程。具有益气健脾、除湿解毒、化瘀散结的功效,适用于尖锐湿疣。

(8)花根除疣汤:野菊花、土茯苓各30 g,金银花、板蓝根、山豆根、射干、连翘、条芩、栀子、黄柏、苍术、甘草各10 g,山慈姑5 g。水煎取药汁。每日1剂,分2次服。另可外用百苦蛇肤煎:百部、苦参、蛇床子、地肤子各30 g,加水500 g,煎取药液200 g,每日涂擦患处数次。具有泻火解毒、凉血散瘀、消疣杀虫的功效,适用于尖锐湿疣。

(9)黄芪土茯解毒汤:黄芪、土茯苓各30 g,冬虫夏草2 g,紫草根、蒲公英、蜂房、赤芍、板蓝根各20 g,败酱草15 g,蜈蚣2条,甘草6 g。水煎取药汁。每日1剂,分2次服。另可外用克疣搽剂:鸦胆子油5 g,独头蒜汁15 g,麻油10 g,冰片6 g,混合拌匀,每日局部涂搽3~4次。均7 d为1个疗程。具有扶正固本、清热利湿、解毒祛疣的功效,适用于女性尖锐湿疣。

(10)龙胆草柴胡汤:龙胆草、柴胡、车前子、木通、生地黄、栀子、黄芩各10 g,泽泻12 g,当归尾、甘草各6 g。水煎取药汁。每日服用2次,每2日1剂。另取明矾50 g,加100 g水去渣,湿敷患处或用棉签蘸药液涂患处,每次敷15~20 min,每日2~3次,10次为1个疗程。具有清热利湿、解毒散结的功效,适用于尖锐湿疣。

(11)板蓝根败酱草汤:板蓝根、大青叶、生薏苡仁、生牡蛎各30 g,败酱草20 g,紫草、金钱草各15 g,红花、桃仁各9 g,川芎6 g。水煎取药汁。每日1剂,分2次服,10剂为1个疗程。具有清热利湿、解毒散结的功效,适用于尖锐湿疣。

(12)野菊土茯苓汤:野菊花、土茯苓各30 g,金银花、甘草、板蓝根、山豆根、射干、连翘、条黄芩、栀子、黄柏、苍术各10 g,山慈菇5 g。水煎取药汁。每日1剂,分2次服。另取百部、苦参、蛇床子、地肤子各30 g,加500 g水,煎取200 g药液,涂搽患处,每日数次。具有清热利湿、解毒散结的功效,适用于尖锐湿疣。

（13）紫草土茯苓汤：紫草、土茯苓、板蓝根、大青叶各15 g，丹参12 g，赤芍、红花、桃仁、干蟾皮、生甘草各9 g。上药水煎3次，取药汁。每日1剂，头2煎分2次内服，第3煎加明矾、食盐外洗患处。具有清热除湿、活血化瘀的功效，适用于尖锐湿疣。

（14）龙胆栀子赤芍汤：龙胆草、栀子、赤芍、丹皮、防风各9 g，蒲公英、野菊花、土茯苓各15 g，薏苡仁30 g，蝉蜕6 g。水煎取药汁。每日1剂，分2次服。具有清热泻火、解毒利湿的功效，适用于尖锐湿疣。

（15）龙胆泻肝汤化裁方：龙胆草、柴胡、车前子、木通、生地、栀子、黄芩各10 g，泽泻12 g，当归尾、甘草各6 g。水煎取药汁。每2日1剂，分4次服。5剂为1个疗程。用明矾500 g，加水1 000 g，煎后去渣，湿敷患处15~20 min，每日2~3次，10日为1个疗程。具有清利肝胆湿热的功效，适用于尖锐湿疣。

（16）萆薢苍术黄柏汤：萆薢15 g，苍术15 g，黄柏15 g，大青叶20 g，薏苡仁20 g，土茯苓30 g，牡丹皮12 g，紫草15 g，通草10 g，马齿苋15 g。水煎取药汁。每日1剂，分2次服。具有清热利湿、解毒散结的功效，适用于尖锐湿疣。

（17）苍术大青叶汤：苍术12 g，大青叶12 g，土茯苓15 g，马齿苋10 g，三棱10 g，莪术10 g，苏木10 g，紫草10 g。水煎取药汁。每日1剂，分2次服。另取苦参、蛇床子、马齿苋、三棱、莪术、苏木、紫草各10 g，水煎后熏洗肛门，每日1次。具有清热解毒、散结消肿的功效，适用于肛门尖锐湿疣。

（18）根叶草大黄煎剂：板蓝根、大青叶各30 g，金钱草15 g，大黄12 g。水煎取药汁。上药水煎数小时后小火煎半小时，取其汤液一半口服，另一半和药渣熏洗或湿敷患处，可反复加温应用2~3次，每日1剂。具有清热解毒、利湿、祛瘀的功效，适用于尖锐湿疣。

（19）扶正解毒燥湿方：黄芪30 g，白术、土茯苓、薏苡仁各20 g，当归、露蜂房、香附、川楝、牛膝各10 g，苦参、菖蒲各15 g，板蓝根12 g,三棱8 g,甘草3 g。上药煎汁300~400 g。每日1剂,分2次服。上方药渣加木贼、夏枯草、蛇床子、贯众、苍术各30 g,煎取药汁,熏洗泡浴患处,每日2~3次。2周为1个疗程。潮湿、分泌物多者加苍术10 g;异味重者加黄柏15 g。具有燥湿解毒化浊、扶正祛痰化瘀的功效,适用于尖锐湿疣。

（20）苍柏薏苡仁汤:苍术10 g,黄柏10 g,生薏苡仁30 g,土茯苓30 g,丹皮10 g,通草6 g,泽泻10 g,马齿苋30 g。水煎取药汁。每日1剂,分2次服。如湿热重者可加入龙胆草10 g;大便不通者可加入芦荟10 g。具有清利湿热、解毒消疣的功效,适用于湿热下注之尖锐湿疣,证见肛周皮损潮湿红润,或有包皮过长,或有白带过多或其他皮肤病,常伴口苦、口黏、口渴不喜饮水,大便黏滞不畅,小便黄,舌红苔黄腻,脉弦数。

（21）马齿苋败酱草汤:马齿苋60 g,败酱草15 g,紫草15 g,大青叶15 g,木贼草15 g。水煎取药汁。每日1剂,分2次服。具有清热解毒的功效,适用于外染毒邪之尖锐湿疣,证见疣体增大迅速,或合并梅毒、淋病,有明确的不洁性交史。自觉症状常较轻或无,舌脉亦可正常。

（22）桃红四物汤加减方:桃仁、红花、川芎、当归、丹参、蜂房、柴胡各10 g,夏枯草30 g。水煎取药汁。每日1剂,分2次服。具有理气活血、化瘀散结的功效,适用于气血瘀滞之尖锐湿疣,证见皮损暗红或暗褐色,增长缓慢,经久不消,或有疼痛的患者。舌暗淡,苔薄白,脉细涩。

（23）活血祛瘀解毒汤:红花9 g,牛膝、柴胡、枳壳、生地、赤芍、银花、连翘、大青叶、板蓝根各15 g,桔梗、桃仁、川芎、当归、龙胆草各10 g,黄柏、虎杖、炒山楂、炒神曲、滑石各30 g,甘草5 g。水煎取药汁。每日1剂,分3次服。共服10~30剂。具有活血祛瘀解毒的功效,适用于尖锐湿疣。

（24）青板银翘汤:大青叶、板蓝根、银花、连翘、七叶一枝花、野菊花、龙胆草、栀子、黄芩、木通、滑石、苦参、赤芍、炒山楂、炒神曲各15 g,甘草6 g。水煎取药汁。每日1剂,分3次服。10～20剂为1个疗程。具有清热解毒、健脾祛湿的功效,适用于尖锐湿疣。

(25) 消疣汤:黄芩12 g,栀子10 g,板蓝根30 g,龙胆草6 g,苍术15 g,黄柏12 g,柴胡15 g,泽泻10 g,甘草6 g,苦参20 g,薏苡仁20 g,土茯苓12 g。水煎取药汁。每日1剂,分2次服。药渣加水2 000～3 000 g,煮沸30～40 min,取滤液熏洗患部,待冷后坐浴30 min。女性阴道内病损,可用干净纱布蘸滤液擦洗,每日1次,治疗2周。具有清热解毒、行气活血的功效,适用于复发性尖锐湿疣。

(26) 皂甲汤:皂角刺15 g,穿山甲12 g,金钱草15 g,白花蛇舌草15 g,鱼腥草15 g,败酱草15 g,地骨皮15 g,白鲜皮15 g,土茯苓15 g,苍术12 g,黄芩10 g。水煎取药汁。每日1剂,分2次服。21 d为1个疗程。具有清热解毒、软坚散结的功效,适用于尖锐湿疣。

(27) 去疣汤:马齿苋60 g,大青叶15 g,败酱草15 g,紫草15 g,茵陈30 g。水煎取药汁。每日1剂,分3次服。药渣加热后用纱布包裹,在病变部位湿敷15 min,每日3次,7 d为1个疗程。具有清热解毒利湿的功效,适用于复发性尖锐湿疣。

(28) 内外合治方:白花蛇舌草、板蓝根、茵陈各30 g,僵蚕、丹皮、薏苡仁、黄柏各10 g,当归、川芎各12 g,牛膝10 g,炙甘草4 g。上药加水400 g,浸泡30 min后大火煎煮15 min即可。取汁服用,每日2次,半个月为1个疗程。伴有滴虫加蛇床子、仙鹤草各15 g;外阴痛及性交痛加蒲公英、六月雪、椿根皮各10 g;外阴水肿加茯苓、泽泻、川楝子各15 g;低热心烦加龟甲、鳖甲各15 g,山萸肉6 g。外治时,另取百部、白花蛇舌草各30 g,木贼草、苦参、黄柏、三棱、地肤子、白鲜皮、蛇床子各20 g,鸦胆子(捣碎)15 g,加水2 500 g,猛火煎沸30 min,取汁2 000 g,倒入盆中,趁热熏洗,待稍冷后坐浴20 min。每日2次。也可单用鸦胆子碾碎为末,加米酒调成糊状,以牙签蘸药少许涂敷于赘疣上。注意保护疣体周围正常组织,可先用凡士林软膏涂在赘生物周围。2~3 d 后赘疣自行脱落。治疗中禁止性生活 3 个月,以后用避孕套至病愈后 6 周。具有清热解毒、除湿止痒、活血消疣的功效,适用于女性尖锐湿疣。

77. 如何敷贴治疗尖锐湿疣

(1)疣灵搽剂:苦参 25 g,板蓝根 25 g,木贼草 25 g,露蜂房 25 g。上药加水 500 g,武火烧开,文火煎 1 h,去渣过滤,密闭避光备用。用干棉签将尖锐湿疣及周围正常组织擦干,用 0.1% 新洁尔灭液消毒,然后用棉签蘸疣灵搽剂涂患处,每天 3~5 次,2 周为 1 个疗程。具有清热解毒、祛秽利湿的功效,适用于尖锐湿疣。

(2)鸦胆子糊:鸦胆子 10 g,米酒少许。将鸦胆子(去壳)10 g,碾碎,加少量米酒调成糊状,装瓶。用时以牙签挑取少许敷于湿疣上,要注意保护正常皮肤,可选用避孕套剪一小块,中间留一小洞刚好露出疣体,然后再涂药,外用棉花、胶布固定。若在阴道中,可用纱布填塞固定。敷药后外阴部分出现刺痛或烧灼样痛。2~3 d 疣体自行脱落。其后将鸦胆子 30 g、黄柏 20 g、苦参 20 g、蒲公英 20 g,浓煎为 100 g 药汁,后入 5 g 冰片搅匀,作阴道冲洗。隔日 1 次,酌情用 4~8 次,以防复发。具有杀毒祛湿的功效,适用于尖锐湿疣。

(3)板蓝根木贼汤:板蓝根 30 g,木贼 30 g,大青叶 15 g,连翘 12 g,蒲公英 30 g,百部 12 g。上药加 3 000 g 水,武火烧开,文火熬约 20 min,去渣。用药液坐浴并用纱布或软巾蘸药液填塞阴道内,每 2~3 min 更换 1 次,连续 30 min。每日 1~2 次,每剂中药可连续用 3~4 d。具有清热利湿、解毒散结的功效,适用于阴道内尖锐湿疣。

(4)二黄苦参散:黄芪、黄柏、苦参、木通、薏苡仁各 15 g。

上药共研细末并消毒,将消毒过的药粉,用竹板敷于患处,轻轻用力摩擦,使药粉与患处紧贴,药物可通过皮肤黏膜被吸收。每次用 0.5~1 g,10 次为 1 个疗程。一般 1~2 个疗程可愈。另取苍术、艾叶、土茯苓各 20 g,水煎局部熏洗,每日 1~2 次,对会阴部的尖锐湿疣效果最明显,一般外洗 1~2 个疗程可愈。1 个疗程为 10 次。具有清热利湿、解毒散结的功效,适用于尖锐湿疣。

(5) 消疣膏:粉霜、轻粉、黄柏、生甘草各 6 g,密陀僧、老黄丹各 9 g,冰片 5 g。上药研细末,以凡士林调成 25% 软膏,避光保存。先用洁尔阴温开水稀释至 20% 浓度,患者坐浴 10 min,然后擦干,用药于局部皮肤点涂,每日 2 次。具有清热利湿、解毒散结的功效,适用于尖锐湿疣。

(6) 鸦胆膏:鸦胆子、五倍子各 5 g,白矾 10 g,冰片 1 g,乌梅肉 20 g。将上药共研为泥,加 20 g 醋调匀,涂敷患处,注意不要涂在正常皮肤黏膜上。具有活血除疣的功效,适用于尖锐湿疣。

(7) 木贼草湿敷方:木贼草 200 g。水煎后滤液加热浓缩成糊状,将纱布条在药液中浸泡 2 d 后取出。敷于患处,每日最少用 3 次,疗程 3~4 周。具有清热利湿、解毒散结的功效,适用于尖锐湿疣。

(8) 鸦胆子油:鸦胆子仁 1 份,花生 2 份。将以上两味药浸泡半个月。点涂患处,每日 1~2 次。具有清热利湿、解毒散结的功效,适用于尖锐湿疣。

(9) 五倍子胡椒方:胡椒 30 g,薄荷冰 5 g,五倍子 20 g。上药共研细末,过 100 目筛备用。取少许药粉敷局部,轻搓片刻,局部有麻、凉、痛等感觉,一般持续 15~60 min,每日用药数次。具有清热利湿、解毒散结的功效,适用于尖锐湿疣。

(10) 金钱草木贼外用方:金钱草 150 g,木贼 100 g,三棱 60 g,败酱草 80 g。加 1 500 g 水,煎至 500 g,过滤后将药渣再加 1 500 g 水,煎至 200 g,过滤后将 2 次药汁混合浓缩至 200 g,加

1 g 石炭酸、200 g 95%乙醇,浸泡 1 周成糊状。外涂患处,每日 3 次,1 周为 1 个疗程。具有清热利湿、解毒散结的功效,适用于尖锐湿疣。

(11)二子膏:鸦胆子、马钱子各 20 g,雄黄、狼毒、白鲜皮、黄柏各 40 g,凡士林 1 000 g。将诸药研成细粉,过 120 目筛,混匀,加凡士林制成软膏。涂敷患处,每日 1 次,5 d 为 1 个疗程。具有清热利湿、解毒散结的功效,适用于尖锐湿疣。

(12)马齿苋细辛湿敷方:马齿苋 45 g,板蓝根、山豆根、苦参各 30 g,黄柏 20 g,木贼草 15 g,白芷、桃仁、露蜂房、生甘草各 10 g,细辛 12 g。上药加水煎至 2 000 g。待温度合适时,用 6 层干纱布沾药液湿敷,干湿以不滴药液为度,每次 15 min,每日 1 次,5 次为 1 个疗程,可连用 2~3 个疗程。具有清热利湿、解毒散结的功效,适用于尖锐湿疣。

(13)复合鸦胆子油:鸦胆子、干燥花生仁、桂皮各 10 g。上药捣碎,置于玻璃瓶中,加入乙醚浸泡并密封瓶口。4 h 后,将上层浮油倒入几支洁净干燥的小玻璃瓶中,敞开放置 24 h,待乙醚完全挥发后,剩下的即为复合鸦胆子油,装瓶备用。患者每晚睡前,用 1∶5 000 高锰酸钾溶液浸泡患处。上药前,先用 3%双氧水清洗疣体,然后用牙签挑复合鸦胆子油涂在疣体上,5 min 后用纱布将疣体包好。疣体周围皮肤如有腐蚀,可涂抹红霉素软膏。具有腐赘消疣的功效,适用于尖锐湿疣。

(14)湿疣膏:枯矾、儿茶、硇砂、五倍子、雄黄、鸦胆子。制成膏药。用带尾线消毒棉托涂抹湿疣膏,局部上药,24 h 后取出,每周 2~3 次,2 周为 1 个疗程。具有蚀疣消坚、生肌长肉的功效,适用于尖锐湿疣。

(15)枯萎疗法:①清疣散(外用药):雄黄、冰片、狼毒、硫黄各 15 g。共研极细面。将独头紫皮大蒜 3 颗捣成蒜泥,再用少许香油与药面调成糊状,装入瓶中封好备用。②清疣解毒汤(内服药):夏枯草、丹参、土茯苓、蒲公英各 30 g,赤芍、海藻、昆布、黄柏各15 g,苦参、牡蛎(先煎)各20 g。共研极细面。将独头紫皮大蒜3颗捣成蒜泥,再用少许香油与药面调成糊状,装入瓶中封好备用。水煎取药汁。Ⅰ期:疣体初起,疣体较小。用清疣散抹擦疣体及局部。每日3次,7 d为1个疗程,约1~2个疗程疣体自行脱落痊愈。Ⅱ期:疣体较大。常规消毒疣体及局部,针刺疣的根部,轻度捻转约1 min左右,每日1次,见血最好。然后将清疣散敷在疣体上,每日换药2次,10 d为1个疗程。约1~2个疗程,疣体枯萎而自行脱落。Ⅲ期:疣块逐渐增大,反复发作。针刺同上,用剪刀剪破疣的头部,以见血为度,然后将清疣散敷在疣体上,每日换药3次,再配合内服清疣解毒汤,每日2剂。清疣散具有解毒杀虫消疣的功效,清疣解毒汤具有解毒活血、软坚散结的功效,适用于阴茎尖锐湿疣。

(16)疣灵擦剂:板蓝根、苦参、生香附、木贼草、露蜂房各250 g。上药共置容器内,加水5 000 g,煎煮1 h,去渣过滤,得澄清药液约2 000 g,再兑入陈醋500 g,即成疣灵擦剂。分装每瓶50 g,密闭避光备用。治疗时先用干棉签将尖锐湿疣及其周围正常组织擦干,用0.1%新洁尔灭溶液消毒,然后用棉签醮疣灵擦剂涂于尖锐湿疣上,待干。每日3~5次,2周为1个疗程。如2个疗程无效即停止用药。具有解毒散瘀、软坚消肿的功效,适用于尖锐湿疣。

(17)板蓝根苦参搽剂:板蓝根、苦参、生香附、木贼、露蜂房各250 g。以上4味药共置容器内,加500 g水,小火煎1 h,去渣过滤,剩下约200 g药渣,兑入500 g陈醋,制成搽剂。用棉签蘸药外搽尖锐湿疣,每日3~5次,2周为1个疗程。具有清热利湿、解毒散结的功效,适用于尖锐湿疣。

(18)苍柏土槿皮散:苍术12 g,黄柏12 g,土槿皮10 g,百部10 g,白鲜皮10 g,紫草10 g,鸦胆子5 g,生马钱子5 g,雄黄10 g,狼毒10 g。上药共研细末,加凡士林调成糊状。局部涂敷,每日1次,连用7 d。具有清热利湿、解毒散结的功效,适用于尖锐湿疣。

78. 中医外治尖锐湿疣的方法有哪些

针刺法,主要运用毫针直接针刺疣体达到治疗目的。具体方法为:依据疣体的大小取毫针若干,消毒后备用,施针者左手挤压疣体周围皮肤,右手持针,将毫针从疣体周围依次刺入,直刺疣体基底部位,一般取 8 个方向,每日针刺,直至疣体脱落。

灸法,先在疣体周围实施局麻,然后将艾柱点燃,直接放于疣体表面,对疣体进行灼烧,每日坚持直至疣体脱落。

利用鸦胆子清热解毒的特性,将单味鸦胆子研碎,制成膏剂、油剂或散剂,直接敷于疣体表面,使之萎缩脱落。但是应用时应该注意鸦胆子有一定的刺激性,用量不宜过大或者遵医嘱。

取糯米适量,浸泡于石灰水中,浸泡一两天后,将糯米取出捣碎成膏状,用时将糯米膏直接敷于疣体表面,一般每日 1 次,直至疣体脱落。

运用中草药坐浴治疗较小的湿疣,既可以清洁外阴,又能够减轻症状,痛苦小,副作用小。现代药理学研究已经证明,许多清热解毒、活血化瘀的中草药都具有抗病毒作用,如板蓝根、金银花、黄连、黄柏、蛇床子、连翘、虎杖、贯众、野菊花、大青叶等,可根据症状,选用这些中草药煎水,先熏患处,待水偏凉后再泡洗外阴 20 min,每日 1 ~ 2 次。在局部治疗的同时,应根据患者症状辨证,予以中草药口服,以调整全身状态,增强机体抗病能力,促进痊愈。

79. 如何熏洗治疗尖锐湿疣

(1) 湿疣坐浴液:乌梅 12 g,明矾 12 g,五倍子 15 g。水煎至 1 500 ~ 2 000 g,过滤去渣,倒入盆中。待水温热后坐浴 30 min,每日 2 次,10 d 为 1 个疗程。具有解毒消疣的功效,适用于女性尖锐湿疣。

（2）二矾孩儿茶洗方：明矾120 g，皂矾120 g，孩儿茶15 g，侧柏叶250 g，生薏苡仁50 g。以上5味药加水3 000 g，煮沸待温备用。浸泡洗浴患处。具有解毒杀虫、燥湿消疣的功效，适用于尖锐湿疣，症见男子龟头及包皮内侧或女子阴唇部出现大小不等黄豆至菜花大小乳头瘤状赘生物，可有分泌物，有腥臭味。

（3）苦参蒲公英洗方：苦参30 g，蒲公英30 g，紫花地丁20 g，黄柏15 g，银花20 g，蛇床子10 g，艾叶10 g，薄荷9 g。上药加水煎取药汁1 000 g。每日1剂，外洗患处。具有清热解毒、燥湿止痒的功效，适用于尖锐湿疣。

（4）尖锐湿疣洗方：马齿苋60 g，木贼30 g，生牡蛎30 g，灵磁石30 g，白蔹20 g，孩儿茶10 g，红花20 g，白花蛇舌草30 g。以上8味药加水3 000 g，浓煎至1 000 g，待温。温洗患处，每日2次，每次30 min，连用20 d可见疗效。具有清热燥湿、解毒消疣的功效，适用于尖锐湿疣。

（5）香梅木贼洗疣汤：香附30 g，乌梅30 g，木贼30 g。以上3味药加水煎取药液约300 g，待温后备用。温热浸洗患部，每次20～30 min，每日2～3次，连用3～5 d。治疗过程中先见疣赘与周围皮肤逐渐分离，可伴有灼痛，但不可停药，须继续浸泡治疗至疣赘脱落。具有疏肝理气、祛风清热的功效，适用于疣类皮肤病，如尖锐湿疣、寻常疣、扁平疣、跖疣等。

（6）马齿苋细辛洗方：马齿苋45 g，板蓝根30 g，白芷10 g，桃仁10 g，露蜂房10 g，生甘草10 g，木贼草15 g，细辛12 g。以上8味药加水煎取药液2 000 g，去渣备用。先熏后擦洗患部，每次10～20 min，每日1次。一般熏洗3～15次可见效。具有清热解毒、凉血散瘀的功效，适用于尖锐湿疣。

（7）除疣方：马齿苋50 g，蒲公英、大青叶、板蓝根各30 g，赤芍15 g，甘草10 g。加水3 000 g，煎煮取汁2 000 g。局部熏洗坐浴，每次15～20 min，每日2次，并于每晚睡前以纱布浸泡药液后湿热敷外阴患处20 min。5 d为1个疗程，连续治疗2～4

个疗程。具有清热解毒、利湿除疣的功效,适用于女阴尖锐湿疣。

(8)马齿苋板蓝根洗方:马齿苋 45 g,板蓝根 30 g,白芷 10 g,木贼 15 g,细辛 12 g,桃仁 10 g,露蜂房 10 g,甘草 10 g。水煎取药汁。擦洗患处。每日 2 次,每次 20 min。具有清热利湿、解毒散结的功效,适用于尖锐湿疣。

(9)黄柏苦参花椒洗方:明矾 10 g,黄柏 20 g,苦参 20 g,花椒 20 g,木贼 30 g,香附 30 g。水煎取药汁。坐浴,每日 1~2 次。具有清热利湿、解毒散结的功效,适用于尖锐湿疣。

(10)马齿苋白鲜皮洗方:马齿苋 30 g,白鲜皮 20 g,皮硝 15 g,细辛 15 g,鸦胆子 10 g。上药加 200 g 水,煎取药汁。先熏后坐浴,每日 2 次,每次 30 min。具有清热利湿、解毒散结的功效,适用于尖锐湿疣。

(11)板蓝根野菊花洗方:板蓝根 30 g,野菊花 30 g,木贼 20 g,枯矾 20 g,莪术 15 g,地肤子 20 g。水煎取药汁。外洗患处,每日 1 剂。具有清热利湿、解毒散结的功效,适用于尖锐湿疣。

(12)板蓝根大青叶洗方:板蓝根、大青叶各 30 g,金钱草 15 g,大黄 12 g。水煎取药汁。每日 1 剂,分 2 次服,药渣再煎外洗患处。具有清热解毒、燥湿除疣的功效,适用于尖锐湿疣。

(13)苦参山豆根洗方:苦参 50 g,山豆根 20 g,桃仁 15 g,牡丹皮 120 g,三棱 30 g,莪术 30 g,木贼 20 g。将上药包在纱布里,放在 200 g 水中浸泡 20 min 后,用小火煎 30 min,再将药包取出。患处距离药液 15 cm 熏蒸。当药液温度降至 60℃~70℃时用毛巾浸药液敷在患处,每次 8 min,反复 3 次。每日 2 次,14 d 为 1 个疗程。具有清热利湿、解毒散结的功效,适用于尖锐湿疣。

(14)参柏地肤子洗方:苦参 15 g,黄柏 10 g,地肤子 15 g,明矾 10 g,五倍子 15 g,乌梅 15 g,花椒 10 g,赤芍 10 g,银花

15 g。水煎取药汁。每日1剂,外洗患处。具有清热解毒、燥湿止痒的功效,适用于肛周尖锐湿疣。

（15）苦参蛇床子洗方:苦参、蛇床子、百部、木贼、板蓝根、土茯苓、黄柏、桃仁各50 g,红花、明矾各30 g,花椒15 g。上药加1 500 g水,水煎30 min,共煎2次,混合浓缩至1 000 g。趁热先熏后洗,温度适宜时浸泡患处,每次30 min以上,亦可用干净纱布蘸药液稍用力擦洗患处,每日1剂,早晚各1次,6 d为1个疗程。治疗期间戒房事,每日更换内裤,开水煮沸消毒。具有清热利湿、解毒散结的功效,适用于尖锐湿疣。

（16）苏叶香附木贼洗方:苏叶30 g,香附30 g,木贼30 g,蛇床子30 g。上药加1 500 g水用温火煮10~15 min后,药液倒盆中。以适宜温度熏洗坐浴,早晚各1次。另取苍术60 g,黄柏60 g,月石60 g,大黄40 g,沙苑子30 g,木贼10 g,青黛9 g,冰片9 g,苦参10 g,白鲜皮10 g,共研细面混匀备用,洗后外搽,10 d为1个疗程。具有清热利湿、解毒散结的功效,适用于尖锐湿疣。

（17）莪术参柏香附洗方:白矾、莪术、黄柏、苦参、花椒各20 g,香附30 g。上药水煮去渣,浓缩至300 g。外洗患处,每日1次,5次为1个疗程。具有清热利湿、解毒散结的功效,适用于尖锐湿疣。

（18）白芷苍术黄柏洗方:白芷、苍术、黄柏、金银花各10 g,白鲜皮、白花蛇舌草、板蓝根、土茯苓各30 g,百部12 g,艾叶15 g。水煎取药汁。趁热熏蒸局部,待温度适中时再洗患处,每次半小时,每日2次,7 d为1个疗程。具有清热利湿、解毒散结的功效,适用于尖锐湿疣。

（19）散疣汤:马齿苋60 g,板蓝根、大青叶各30 g,紫草根、赤芍、红花各15 g,薏苡仁20 g。水煎取药汁。每日1剂,分2次服。疗程为10~15 d。另可外用解毒熏洗方:板蓝根、黄柏、紫草、薏苡仁、木贼草、桃仁、红花、川芎、牡蛎、枯矾各50 g,煎水约3 000~4 000 g,趁热熏洗,每日1剂,疗程为10~15 d。具有清热解毒、散疣活血的功效,适用于女性尖锐湿疣。

(20)苍术艾叶土茯苓洗方:苍术、艾叶、土茯苓各20 g,板蓝根30~40 g。水煎取药汁。局部熏洗,每日1~2次。另取黄芪、黄柏、木通、薏苡仁各15 g,研细过筛。直接将药粉用竹板敷于患处,每次0.5~1 g,10次为1个疗程。具有清热利湿、解毒散结的功效,适用于尖锐湿疣。

(21)黄柏板蓝根洗方:黄柏、板蓝根、紫草、木贼、香附、薏苡仁各30 g,紫草10 g,红花3 g,桃仁10 g,川芎3 g,生牡蛎15 g,麦冬12 g。水煎取药汁。每日1剂,熏洗患处2次,每次15~20 min。具有清热解毒、活血散结的功效,适用于肛周尖锐湿疣。

(22)孩儿茶侧柏叶洗方:明矾120 g,皂矾120 g,孩儿茶15 g,侧柏叶250 g,生薏苡仁50 g。以上5味药加3 000 g水,煮沸待温。浸泡洗浴患处。具有解毒杀虫、燥湿消疣的功效,适用于尖锐湿疣。

(23)黄芩银翘洗方:黄芩20 g,银花20 g,连翘15 g,紫花地丁20 g,蒲公英20 g,三棱20 g,莪术20 g,板蓝根30 g。水煎取药汁。每日1剂,坐浴外洗患处。具有清热解毒、活血化瘀的功效,适用于尖锐湿疣。

(24)马齿苋木贼洗方:马齿苋60 g,木贼30 g,生牡蛎30 g,灵磁石30 g,白蔹20 g,孩儿茶10 g,红花20 g,白花蛇舌草30 g。以上8味药加3 000 g水,浓煎至1 000 g。待温洗患处,每日2次,每次30 min,连用20 d可见疗效。具有清热燥湿、解毒消疣的功效,适用于尖锐湿疣。

(25)参百地肤子洗方:苦参30 g,百部30 g,地肤子30 g,蛇床子30 g,细辛20 g,红花10 g,冰片5 g。水煎取药汁。外洗患处,每日2次。具有清热利湿、解毒化瘀的功效,适用于尖锐湿疣初发、皮疹较小者。

(26）马齿苋苦参洗方：马齿苋60 g，灵磁石、白蔹各20 g，木贼草、生牡蛎、苦参、白花蛇舌草各30 g，红花10 g。加水2 500 g煎15～30 min后去渣。外洗患处，女性用阴道冲洗器将药汁挤入阴道，平卧15～20 min，每日1次，20 d为1个疗程。具有清热利湿、解毒散结的功效，适用于尖锐湿疣。

（27）马齿苋败酱草洗方：马齿苋30 g，败酱草、芒硝、大茯苓、板蓝根、萹蓄各20 g。将上药煎汁500 g，倒入干净盆中。擦洗患处，然后再坐浴10 min。早晚各1次，1周为1个疗程。具有清热解毒的功效，适用于尖锐湿疣。

（28）白花蛇舌草洗方：白花蛇舌草60 g，土茯苓60 g，苦参30 g，香附30 g，木贼30 g，生薏苡仁30 g。上药加3 000 g水，煎40 min，取药汁。先熏洗后坐浴至水凉为止，每日1剂，早晚各1次。具有清热燥湿、解毒的功效，适用于尖锐湿疣。

（29）狼毒蒲公英洗方：狼毒、蒲公英、地肤子、藤梨根各30 g，透骨草20 g，明矾、冰片各10 g，黄柏15 g。水煎取药汁。每日1剂，外洗患处。具有清热解毒、化湿止痒的功效，适用于尖锐湿疣。

（30）板蓝根白鲜皮洗方：板蓝根、大青叶、大黄、白鲜皮、明矾各30 g，蛇床子、地肤子、花椒各15 g。上药加水煎至1 500～2 000 g，去渣。待药液温度降至38℃～42℃时坐浴盆中，用纱布蘸药液反复揉擦患处，每次30 min，每剂药早晚各1次。具有清热利湿、解毒散结的功效，适用于肛周尖锐湿疣。

（31）黄柏板蓝根洗方：黄柏、板蓝根、紫草、木贼、香附、薏苡仁、桃仁、红花、当归、川芎、牡蛎各50 g。水煎取药汁。趁热熏洗患处，凉后用巾轻擦，每日2次。具有清热利湿、解毒散结的功效，适用于尖锐湿疣。

（32）解毒除湿汤：白花蛇舌草、土茯苓各60 g，苦参、香附、木贼、薏苡仁各30 g。加水3 000 g，煎40 min，取药汁。熏洗坐浴，每日1剂，早晚各1次。具有清热解毒利湿的功效，适用于尖锐湿疣。

（33）马齿苋大青叶方：马齿苋60 g，大青叶30 g，明矾20 g。水煎取药汁。先熏后洗，每日2次，每次15 min。具有清热利湿、解毒散结的功效，适用于尖锐湿疣。

（34）狼毒蒲公英外洗方：狼毒、蒲公英、地肤子、藤梨根各30 g，透骨草20 g，黄柏15 g，明矾、冰片各10 g。水煎取药汁。每日1剂，水煎外洗。配合辨证施治中药内服。具有清热解毒、祛湿散结的功效，适用于尖锐湿疣。

（35）白花蛇舌草苦参洗方：白花蛇舌草、土茯苓各60 g，苦参、香附、木贼、薏苡仁各30 g。上药加3 000 g水，煎40 min，取药汁。熏洗坐浴，每日1剂，早晚各1次。具有清热解毒利湿的功效，适用于尖锐湿疣。

（36）金银花板蓝根洗方：金银花、板蓝根、蛇床子各30 g，白鲜皮、黄连、黄柏各20 g，苦参、苍耳子各15 g。上药加2 000 g水，煎至1 500 g。每日1剂，水煎外洗，每次10 min，每日3次，每剂药用2 d。待皮肤干后撒敷粉剂（炒黄柏、青黛、滑石各等份）。具有清热解毒、祛风燥湿的功效，适用于尖锐湿疣。

（37）平疣浸洗方：马齿苋、薏苡仁各50 g，败酱草、金银花、土茯苓、白花蛇舌草各30 g，黄柏15 g，苦参10 g。水煎取药汁。每日1剂，分2次服。再将上方药渣加水1 000 g，煎取500 g，浸洗患处。药液温度以机体能忍受、不烫伤皮肤为宜，每次浸20 min，每日2次，10 d为1个疗程。忌房事及辛辣之物。具有清热解毒、除湿化瘀、消肿散结的功效，适用于尖锐湿疣。

（38）苦参苍术洗方：苦参、苍术各20 g，龙胆草、白花蛇舌草、木贼草各15 g，板蓝根、大黄各30 g，红花9 g，明矾10 g。水煎取药汁。每日1剂，浸洗1~2次。具有解毒燥湿、活血化瘀、腐蚀赘疣的功效，适用于尖锐湿疣。

（39）解毒消疣汤：土茯苓、白花蛇舌草、百部、苦参、黄柏各60 g，生薏苡仁、七叶一枝花、蛇床子、白鲜皮、夏枯草各30 g，赤芍、丹皮、冰片(冲)各10 g。每剂加水3 000 g煎取2 000 g,每剂药煎取2次,可用2 d。先熏后坐浴,每次30 min,每日2次,10剂为1个疗程。阴道内湿疣者,用第1煎药汁200 g煎至80 g,先擦洗,后用带线棉球浸药汁放入阴道内,6 h取出,2周为1个疗程。具有清热解毒、除湿消疣的功效,适用于尖锐湿疣。

80. 中医如何局部注射治疗尖锐湿疣

取补骨脂、丹参、白花蛇舌草各10 g,红花5 g,研末,用200 g 75%乙醇浸泡1周,过滤,消毒。复方补骨脂酊与2%普鲁卡因按3∶1量调和,用量不超过30 g,在皮损处局部封闭注射1次即可。同时外涂鸦胆膏(由鸦胆子、五倍子各5 g,白矾10 g,冰片1 g,乌梅肉20 g,共研为泥,加20 g醋调匀制成),注意不要涂在正常皮肤黏膜上。具有活血除疣的功效,适用于尖锐湿疣。

81. 如何用中药配合二氧化碳激光治疗尖锐湿疣

(1) 先用二氧化碳激光将疣体去除,再给予穿心莲、贯众、苦参、黄柏各15 g,红花、苍术、枯矾各10 g,水煎外洗或坐浴,洗后用滑石粉外扑,每日1次,至创面愈合为止。

(2) 先用二氧化碳激光将疣体去除,再给予中药洗剂板蓝根30 g,白蒺藜30 g,白芷10 g,木贼草15 g,细辛12 g,桃仁12 g,露蜂房10 g,生甘草10 g,苦参15 g,蛇床子15 g,黄柏15 g,香附15 g,土茯苓15 g,莪术10 g,水煎外洗,每日2次,或水煎取汁300 mL,熏洗泡敷局部,每次至少10 min,每天3次,15 d为1个疗程。

(3) 可采用二氧化碳激光加去疣汤治疗,方法如下:先用二氧化碳激光去除疣体,再用鸦胆子15~20 g,水煎外洗,1日2次。再用去疣汤水煎服,1日2次(复煎),10~20 d为1个疗程。方剂如下:大青叶30 g,板蓝根30 g,薏苡仁、紫草各9 g。

82. 如何用中药配合电灼治疗尖锐湿疣

（1）先用电灼将疣体去除,再给予中药黄芪 30 g,首乌 30 g,当归 10 g,白术 15 g,板蓝根 30 g,鱼腥草 30 g,紫草 15 g,土茯苓 30 g,金银花 30 g,莪术 15 g,丹参 10 g,赤芍 30 g,水煎服用,每日 1 剂,复煎分 2 次服。

（2）将疣体去除,再给予中药板蓝根 30 g,生薏仁 30 g,生地 15 g,赤芍 15 g,川芎 15 g,当归 10 g,煎服,1 日 2 次(复煎),20 d 为 1 个疗程。

83. 如何用中药配合手术治疗尖锐湿疣

先用手术方法切除疣体,术后可给予中药煎服。如疣体在肛门、会阴部,可将肛周、会阴部用 0.1% 新洁尔灭溶液消毒,行骶管麻醉或局麻,用钳子提起疣体,沿疣蒂根部切除,对较大疣体做棱形切口,切除皮肤全层,间断缝合,一次全部切除。术后次日开始用中药抗疣汤坐浴,每日 2~3 次,持续至伤口愈合,方中包括苦参 30 g、板蓝根、生薏苡仁、马齿苋、土茯苓、丹参各 20~30 g。

尖锐湿疣的生活调养

🌸 84. 日常生活中如何应对尖锐湿疣

（1）要消除尖锐湿疣患者的恐惧心理：目前，一些对性病的不正确宣传，使许多尖锐湿疣患者恐惧、忧虑、精神负担过重，担心不能治愈、癌变等不良后果。这种心理功能失调，可扰乱机体的正常免疫功能，使机体免疫功能和抗病毒能力降低，易于病毒繁殖，且常成为尖锐湿疣复发、治疗困难的原因。因此，要耐心对患者讲解，使患者对其病情有深入的了解，以利治疗。

（2）对确诊为尖锐湿疣的患者要进行其他性病的检查：对尖锐湿疣患者要进行有关性病的检查，特别是要进行梅毒、淋病、非淋菌性尿道炎、生殖器疱疹、软下疳、艾滋病等性病的检查，若发现有相关疾病应及时进行治疗。

（3）检查尖锐湿疣患者有无其他局部感染：尖锐湿疣患者有可能伴有某些局部感染，如真菌感染、滴虫感染、细菌感染等，尤其是女性要检查有无真菌性阴道炎、滴虫性阴道炎或细菌性阴道病等疾病，并进行相应治疗。

（4）了解尖锐湿疣患者性伴侣或夫（妻）有关情况：要进一步了解尖锐湿疣患者性伴侣或夫（妻）有无感染尖锐湿疣等性病，并进行全面检查，若发现相关疾病应同时进行治疗。

（5）要了解尖锐湿疣患者的全身状况：进一步检查尖锐湿疣患者有无全身性疾病，如有无免疫性疾病、病毒感染性疾病等，若有要同时积极治疗。

（6）尖锐湿疣患者在治疗期间应禁止性生活：尖锐湿疣患者尤其是在疣体未完全消退时应禁止性交，以防加重病情、尖锐湿疣扩散或传染给他(她)人。若经治疗,尖锐湿疣损害消退后3月余、尖锐湿疣无复发且无新发损害者可恢复性生活,但性交时应使用避孕套预防传染,并控制性生活频度。

(7)治疗期间患者要注意休息,特别是要注意精神放松,避免过度紧张、疲劳。注意加强营养,多食富含蛋白质和维生素类食物,少食猪肉。禁吸烟饮酒,少饮浓茶和咖啡。吸毒者要戒毒。

(8)保持局部清洁卫生、干净、干燥:尖锐湿疣患者要勤洗病变局部,保持局部干净、干燥,局部可用56℃温水坐浴或浸泡。患者内裤要宽松,透气性良好。

(9)尖锐湿疣患者的生活用品要单独使用,特别是内衣裤、毛巾、盆等应单独使用,并做好消毒处理,以防传染。

85. 尖锐湿疣患者要注意什么

(1)上完厕所务必由前往后擦,因为肛门可能会带来不少细菌,所以如厕后不能由肛门擦到阴部,这样可减少感染的机会。

(2)不要冲洗阴道,因为阴道有自清的功能,如果刻意冲洗反而不利。

(3)内裤的洗涤最好以温和的肥皂手洗,不要用强效的洗衣粉或使用洗衣机。

(4)请穿棉质内裤,尽量不要穿尼龙、合成纤维质料的内裤,才能保持通风、透气。所以牛仔裤也要少穿,多穿裙子或者西装裤。

(5)病期性交对疣体反复摩擦、撞击,可造成疣体撕裂,引起出血、感染、疼痛加重。且可将病毒携带至其他部位,使病灶迅速扩大。

(6)尖锐湿疣患者的日常保健在饮食方面也是非常重要的,饮食宜清淡,忌辛辣,忌饮酒。

（7）刚恢复房事时为防止复发，可用一些抗病毒药物，如3%肽丁胺霜，或杀精子的避孕药，于房事前塞进阴道。

（8）刚恢复房事时，动作不宜过猛、过急，宜防止新生上皮擦伤。

（9）病愈后3个月内，性交时要做好避孕的措施，每次房事除用避孕药膏外还需戴避孕套，这既可防止配偶染上病毒，又可避孕。

86. 尖锐湿疣患者药物治疗后如何护理局部

凡外用药物，尤其是化学性药物治疗尖锐湿疣时，有如下3种反应：

（1）接触刺激性皮炎：这是最常见的一种反应，有些外用药物，有这种反应对尖锐湿疣的治疗更有效。一般表现为红斑、水肿，严重者出现水疱、糜烂、渗液，自觉灼热、灼痒或灼痛。此时，按急性皮炎进行护理。

① 可用0.1%雷佛奴尔液或3%硼酸液湿敷，或用中草药水煎外洗、湿敷。每日3~4次。

② 急性皮炎过后，局部干涸结痂，视患者具体情况可选用霜剂或软膏外涂，每日2~3次，如考虑有细菌感染或预防感染时可用百多帮软膏。如考虑到有真菌感染或预防感染时可适当选用克霉唑软膏或复方康纳乐霜，如创面已基本愈合，可考虑应用尤靖安等。

③ 局部要避免皮肤摩擦、衣皮摩擦，以免造成创面扩大，愈合不良。注意患处衣物要宽松。要注意保护创面周围的健康组织。

④ 视病情，可适当应用抗组胺药，补充维生素 B_2、维生素 C 等，必要时用些钙剂，若合并感染则要适当用些抗生素。

（2）接触过敏性皮炎：这是个体对该药的过敏反应。故除了按上述处理外，需加强抗过敏治疗，必要时要用皮质类固醇激素。

(3) 经皮吸收后的全身反应：有些药物虽然是外用,但由于用量过大,范围过广,及个体差异等原因,经皮吸收后会出现全身反应,如足叶草脂类药物可出现感觉异常、周围神经炎、麻痹性肠梗阻等神经系统的症状,也可出现头晕眼花、嗜睡、昏迷、恶心、呕吐、腹痛、心动过速、呼吸困难及皮肤冰冷甚至休克死亡等现象。此外,还可以发生可逆性骨髓抑制,使血小板、白细胞减少等不良后果。一旦发生全身中毒症状时,应作如下处理：

① 要立即停药,及时清洗。
② 立即建立静脉通道,保证医嘱执行,及时解毒抢救。
③ 维持水、电解质平衡等。
④ 按医嘱进行对症治疗护理。

87. 女性清洗外阴为何要用"熟水"

女性下身潮湿,温暖又不透气,很适宜细菌、病原体的生长繁殖。另外大小便、月经白带的浸渍和房事的摩擦,极易造成阴道黏膜的破裂。如果每天用"生水"清洗会阴,水中的病毒就可能黏附于外阴、大小阴唇甚至进入阴道黏膜破损处,并在那里栖息,生长繁殖而致病。

约有 2/3 的尖锐湿疣患者是通过不洁性行为而被传染的,其余 1/3 则是通过非性接触传播造成的。临床观察发现。许多尖锐湿疣的女性患者都有一个共同点,那就是她们都习惯用生水。即夏天用全生的冷水,冬天用"半熟水"（即加热到微温的生水或是沸水兑加生水）。因此,用"生水"清洗下身很可能就是非性接触传染尖锐湿疣的一条途径。

88. 尖锐湿疣患者有何饮食宜忌

尖锐湿疣患者宜坚持服用蜂蜜或蜂王浆,增强自身抵抗力和免疫力。尖锐湿疣的复发往往都是在抵抗力低下时发生的。

可以食用一些香菇,它含有大量多糖类物质,可有效地提高患者的细胞免疫功能,从而降低尖锐湿疣复发率。宜多吃蛋白质含量高的食品,并同时进行体育锻炼。

在去掉尖锐湿疣疣体后,尖锐湿疣患者应戒烟戒酒,忌吃海鲜类食品。

89. 如何用健康的心理面对尖锐湿疣

尖锐湿疣患者作为一组特殊的患者群,不仅具有躯体方面的疾病,由于社会、经济、文化等诸多因素的影响,还产生了一系列特殊的心理问题。这些心理问题的产生与性病的发生、发展密切相关,并影响着性病的治疗、转归及患者痊愈后的性行为方式。若处理不当可导致心理障碍,甚至产生更为严重的后果。

由于传统思想的影响,多数中国人将尖锐湿疣视为"脏病""见不得人的病",患者往往羞于以病示人。由于这种心理的影响,患者最希望在不为人知的情况下,尽快把性病治愈。在患病早期,某些患者羞于就医,而自查有关书籍,自我诊治,滥施医药,往往造成病情延误甚至变化,在不得已而去医院就诊时,则羞于启齿,避重就轻,不肯详述病史,或编造病史。这些都不利于医生作出及时正确的诊断、治疗。

尖锐湿疣多由不洁性交所致,患者对陷于疾病状态是有责任的,一些人因此而产生负罪感,加之患性病后不仅有躯体不适,而且有异常痛苦的内心体验,使患者产生了后悔心理。这种心理既有积极的一面,又有消极的一面,积极的一面是可使患者从此洁身自好,不再涉足不洁性行为,有利于性病的防治;消极的一面是若这种心理发展到极端可致患者走向绝路。

恐惧感的产生来源于对尖锐湿疣的错误认识。由于社会上某些宣传过分夸大了性病的危害,使一些尖锐湿疣患者视性病为绝症,担心性病难以治愈,这对自身造成严重的永久性损害。未育者担心造成不育或后代畸形,有些患者则担心影响性功能。

其次是担心性病传染给家人。有些患者不了解尖锐湿疣的传播途径，担心一般的日常接触会把尖锐湿疣传染给家人，甚至治愈后亦不敢与配偶同房，整日忧心忡忡，不停地洗手，每天洗外阴。严重的可发生强迫性洗手等心理障碍。再次是担心单位的领导、同事及亲属、邻居等知道自己的病情后而身败名裂。

有些人因一次偶然的婚外性生活或用过不洁被褥而怀疑自己患了尖锐湿疣，自我反复检查外生殖器，把以前未注意的某些结构如珍珠状阴茎丘疹、绒毛状小阴唇、皮肤腺异位等误认为尖锐湿疣。虽经多次检查排除是性病后仍将信将疑。有的性病患者已经治愈，却把一些与性病无关的症状如腰背酸痛、肌肉跳动等视为尖锐湿疣症状而认为尖锐湿疣未愈。

一些尖锐湿疣患者因曾涉足婚外性行为而自觉堕落、无耻，产生自卑心理，把自己视为"坏人"。加之社会上普遍存在的对性病患者的歧视，性病患者被认为是道德败坏，下流无耻，不仅被领导、同事歧视排挤，家人嫌恶，就连某些医生也对其冷嘲热讽，使患者觉得自己被社会遗弃，孤独无助。有些人因此而自暴自弃，甚至走向犯罪的道路。

一种疾病的产生，不仅发生于器官、细胞上，同时也可引起人的心理状态的改变。反过来心理因素及社会因素对疾病的发生、发展、转归也有着重要影响。就性病患者而言，羞耻感、负罪感可使患者改变其不良性行为方式，有利于尖锐湿疣的控制。过度的恐惧、悲观绝望、疑病心理、被社会遗弃心理可使患者产生沉重的心理压力，甚至导致心理障碍。所以，患者在积极治疗疾病的同时，除了对疾病要有一个客观、清醒的认识之外，还需要树立正确、良好的心态。只有这样，疾病的治疗才能取得满意的效果，使患者的心身得到完全的康复。

有些尖锐湿疣的患者听到尖锐湿疣会变癌，从而产生恐惧心理，尤其是经多次治疗仍反复发作者更是如此。应该说这种心态是可以理解的，但是不应过分紧张而给自己增加心理压力，这样不利于治疗也不利于预防。对此应有一种正确的认识,加强心理护理,既要正视它,更要藐视它。因为这种癌变的发生率极低。人类乳头瘤病毒有超过100型。HPV6、11型致癌性小,HPV31、33、35型有中等致癌性,而HPV16、18型有高度致癌性。尖锐湿疣变癌有一定时间的变化过程。因此,患者要正确对待,主动接受诊疗,摆正心态。

尖锐湿疣的预防

🌼 90. 如何预防尖锐湿疣

（1）尖锐湿疣主要是通过性接触感染。家庭中一方从社会上染病，又通过性生活传染给配偶，还通过密切生活接触传染给家人，既带来生理上的痛苦，又造成家庭不和。要使人们、特别是年轻人认识到性病的传染源以及性病对个人、家庭、子女和社会的危害性，提倡洁身自爱，既不做性病的受染者也不做性病的传染源。人类乳头瘤病毒感染主要通过性接触传播，因此，性卫生知识的宣传教育对预防人类乳头瘤病毒感染十分必要。积极治疗宫颈慢性疾病，特别是对感染高危型人类乳头瘤病毒病变的早期发现、早期诊断和早期治疗，可以显著降低子宫颈癌的发病率和病死率。

（2）防止接触传染、注意个人卫生：不使用别人的内衣、泳装及浴盆。在公共浴池不洗盆浴，提倡淋浴，沐浴后不直接坐在浴池的坐椅上，在公共厕所尽量使用蹲式马桶，上厕所前后用肥皂洗手。

（3）早期发现新患者，及时予以正规治疗：性病的主要传染源是性病患者，特别是早期患者具有较强的传染性。因此，早期发现和及时治疗是关键。同时要对性伴侣进行治疗，防止交叉感染。

（4）如果配偶患有尖锐湿疣，要禁止与其性生活。治疗复查后，3个月未复发可使用安全套来进行性生活。正确使用安全套不仅可以防止艾滋病的传播，还能减少淋病、非淋菌性尿道炎、软下疳、硬下疳、念珠菌病、滴虫病、梅毒及尖锐湿疣等的传播。

（5）患有尖锐湿疣的孕妇应选择剖宫产，而且避免与婴儿同浴。

（6）在饮食上，多吃蔬菜水果类，多喝水，少吃淀粉类、糖类及刺激性食物如酒、辣椒等食物，以增强免疫力，避免感染霉菌。

（7）清除其他复发因素，女性同时治疗滴虫、霉菌性、淋球菌性尿道炎，男性治疗包皮过长等。

（8）采用综合治疗，物理治疗时对皮损的深度及宽度要够，同时全身使用提高免疫功能的药，尽量减少潜伏感染，预防复发。

91. 尖锐湿疣癌变可以预防吗

尖锐湿疣是有可能癌变的，只不过癌变的概率很低，绝大部分尖锐湿疣并不会癌变。尖锐湿疣最有可能引起的癌变是女性的宫颈癌（男性尖锐湿疣癌变的可能性要小得多），据一项资料统计，98%的宫颈癌患者能够检测到人类乳头瘤病毒感染，人类乳头瘤病毒是引起宫颈癌及其癌前病变的主要因素。尽管绝大多数的宫颈癌是由人类乳头瘤病毒引起的，但并不是人类乳头瘤病毒感染者都会转变为宫颈癌或癌前病变，发生这种转变的只是个别的患者（人类乳头瘤病毒感染转变为癌的概率为0.2%）。很多女性的宫颈糜烂也是由人类乳头瘤病毒感染引起的，可以说人类乳头瘤病毒是普遍存在的，但只有极少数可能会发展为宫颈癌。

感染人类乳头瘤病毒的妇女相对于正常人来说增加了宫颈癌变的可能性，因此把感染人类乳头瘤病毒患者视为癌变的高危人群，对这部分人群定期做相关的检查以便早期发现癌前预兆是十分必要的。这其中不但包括女性尖锐湿疣患者，也包括男性尖锐湿疣患者的配偶，因其受到人类乳头瘤病毒感染的可能性很大，尽管她可能没有长出外生的疣体。

定期检查和及时治疗是预防和控制宫颈癌的主要手段。

宫颈癌的发生和发展有一个渐进的演变过程，时间可以从数年到数十年，一般认为这个演变过程经过这样几个阶段：增生、不典型增生、原位癌、早期浸润、浸润癌。宫颈癌前病变即宫颈不典型增生可存在多年。癌前病变可能有3种转归：

① 消退或逆转：不典型增生的病灶逐步消失或好转。
② 持续不变：病灶保持原状，未见好转或发展。
③ 癌变：发生浸润癌变化。

从这个角度看，宫颈癌是一种可预防、可治愈的疾病，关键是要定期进行妇科检查，及时发现和治疗宫颈癌前病变，终止其向宫颈癌的发展，其治愈率可以达到100%。

尖锐湿疣并发症的防治

92. 尖锐湿疣的并发症有哪些

（1）尖锐湿疣可以并发恶性变，流行病学资料表明，尖锐湿疣与生殖器癌之间有密切关联，文献报道5%～10%的外阴、宫颈、肛周湿疣经过较长时期后可出现癌变和发展为原位癌和浸润癌，还发现15%的阴茎癌、5%的女性外阴癌是在原有尖锐湿疣的基础上发生的，许多实验研究也证明就是人类乳头瘤病毒引起的，尖锐湿疣和生殖器癌之间是存在着因果关系的。

（2）本病常与其他性传播疾病并发，约1/3的尖锐湿疣患者同时患有淋病、梅毒、衣原体感染、霉菌感染、滴虫病等，应注意检查，及时发现和治疗。

尿道内尖锐湿疣通常无症状，但脆性损害可引起血尿，很大的疣体则会引起尿路梗阻。婴儿和青春期的男女儿童可发生肛周湿疣；女性儿童可有外阴湿疣；喉部尖锐湿疣大多数病例报告发生在婴儿；主要由HPV6和HPV11引起。围生期或生后感染还不清楚，绝大多数生殖道肛门人类乳头瘤病毒感染是亚临床感染，组织细胞学方法也仅能检出一半不到，更多的是核酸水平的亚临床感染。

93. 尖锐湿疣并发淋病如何治疗

淋病是由淋病奈瑟菌引起的以泌尿生殖系统化脓性感染为主要表现的性传播疾病。其发病率居我国性传播疾病第2位。淋球菌为革兰阴性双球菌，离开人体不易生存，一般消毒剂容易将其杀灭。淋病多发生于性活跃的青年男女。近年来，随着梅毒病例的大幅上升，淋病病例呈逐年下降的趋势。但淋病仍为我国常见的性传播疾病，也是《中华人民共和国传染病防治法》中规定的需重点防治的乙类传染病。

据调查，在 1 078 例尖锐湿疣病例中，并发淋病者 103 例，占 9.6%，以女性居多，占淋病患者总数的 70.5%。患者自感染淋球菌后到发病的潜伏期为 2～5 d，也有少数人感染淋球菌后不产生任何症状。

淋病可分为无并发症淋病和有并发症淋病。无并发症的男性急性淋病患者，开始时有尿道口灼痒、红肿及外翻等症状。排尿时灼痛，伴尿频，尿道口有少量黏液性分泌物。3～4 d 后，尿道黏膜上皮发生局灶性坏死，产生大量脓性分泌物，排尿时刺痛，龟头及包皮红肿显著。尿道中可见淋丝或血液，晨起时尿道口可结脓痂，伴轻重不等的全身症状。男性慢性淋病一般多无明显症状，当机体抵抗力减低，如过度疲劳、饮酒、性交时，即又出现尿道炎症状，但较急性期炎症轻，尿道分泌物少而稀薄，仅于晨间在尿道口有脓痂黏附，即"糊口"现象。由于尿道长期存在炎症，尿道壁纤维组织增生而形成瘢痕，前尿道形成多处瘢痕时，使分泌物不能通畅排出，炎症易向后尿道、前列腺及精囊扩延，并发前列腺炎、精囊炎，甚至逆行向附睾蔓延，引起附睾炎。排尿终了时尿道中常混有来自后尿道的淋菌，因此，后尿道炎和前列腺炎又为前尿道炎的传染源。由于前列腺和精囊的分泌物排入后尿道，并不断刺激后尿道，使其不断增厚，反过来又影响腺管引流不畅。这样相互影响，促使淋病病程迁延，不易治愈，并成为重要的传染源。

对于无并发症的女性急性淋病患者而言，感染后开始症状轻微或无症状，一般经 3～5 d 的潜伏期后，相继出现尿道炎、宫颈炎、尿道旁腺炎、前庭大腺炎及直肠炎等，其中以宫颈炎最常见。70% 的女性淋病患者存在尿道感染。淋菌性宫颈炎常见，多与尿道炎同时出现。急性淋病如未充分治疗可转为慢性，表现为下腹坠胀、腰酸背痛、白带较多等。妊娠并发淋病多无临床症状。患淋病的孕妇分娩时,可经过产道而感染胎儿,特别是胎位呈臀先露时,尤易被感染,可发生胎膜早破、羊膜腔感染、早产、产后败血症和子宫内膜炎等。幼女淋菌性外阴阴道炎患者会有外阴、会阴和肛周红肿,阴道脓性分泌物较多,可引起尿痛、局部刺激症状和溃烂。

如果无并发症淋病未治疗或治疗不彻底,病情进一步发展则成为有并发症淋病。此时,尿道炎症状表现轻微。在男性可并发附睾炎、前列腺炎等,表现有附睾红肿、疼痛、下腹部及会阴部胀痛、排尿困难、前列腺肿大压痛等。女性主要表现为盆腔炎,出现下腹部胀痛、触痛等症状。此外,淋球菌还可以引起淋菌性直肠炎、淋菌性咽喉炎、淋菌性眼炎,以及淋菌性菌血症、淋菌性关节炎等播散性淋球菌感染。

尖锐湿疣并发淋病时应尽早确诊,及时治疗。患病后应尽早确诊,并且在确诊前不应随意治疗。其次,确诊后应立即治疗。判断是否有并发症,明确临床分型对正确地指导治疗极其重要。明确是否耐青霉素、四环素等,有助于正确地指导治疗。如果并发衣原体或支原体感染时,应拟订联合药物治疗方案,应选择对淋球菌最敏感的药物进行治疗。药量要充足,疗程要正规,用药方法要正确。应当严格掌握治愈标准,坚持疗效考核。只有达到治愈标准后,才能判断为痊愈,以防复发。治愈者应坚持定期复查。患者夫妻或性伴侣双方应同时接受检查和治疗。

对于无并发症淋病,如淋菌性尿道炎、宫颈炎、直肠炎,给予头孢曲松,肌肉注射,单次给药;或大观霉素肌肉注射,单次给药;或头孢噻肟肌肉注射,单次给药。次选方案为其他第3代头孢菌素类,如已证明其疗效较好,亦可选作替代药物。如果沙眼衣原体感染不能排除,加用抗沙眼衣原体感染药物。

对于有并发症淋病,如淋菌性附睾炎、精囊炎、前列腺炎等,则采用头孢曲松,肌肉注射,每天1次,共10 d;或大观霉素肌肉注射,每天1次,共10 d;或头孢噻肟,肌肉注射,每天1次,共10 d。

成年淋病患者就诊时,应要求其性伴侣进行检查和治疗。在症状发作期间或确诊前2个月内与患者有过性接触的所有性伴侣,都应进行淋球菌和沙眼衣原体感染的检查和治疗。如果患者最近一次性接触是在症状发作前或诊断前2个月之前,则其最近一个性伴侣应予治疗。应教育患者在治疗未完成前,或本人和性伴侣还有症状时应避免性交。感染淋球菌的新生儿的母亲及其性伴侣应根据有关要求作出诊断,并按成人淋病治疗的推荐方案来治疗。淋菌性盆腔炎患者出现症状前2个月内与其有性接触的男性伴侣应进行检查和治疗,即便其男性伴侣没有任何症状,亦应如此处理。

94. 尖锐湿疣并发非淋菌性尿道炎如何治疗

非淋菌性尿道炎是由沙眼衣原体、解脲支原体等引起的一种性传播疾病。在临床上有尿道炎的表现,但在分泌物中查不到淋球菌,细菌培养也无淋球菌生长。女性患者常并发子宫颈炎等生殖道炎症,故又称为非特异性生殖道感染。由于一次性接触可同时感染淋球菌和沙眼衣原体,后者潜伏期长于前者,淋病治愈后,又出现非淋菌性尿道炎症状,称谓"淋病后尿道炎",实际上就是非淋菌性尿道炎的表现。

据调查,在1 078例尖锐湿疣病例中,并发非淋菌性尿道炎68例,占6.3%。其中女性44例,占64.7%,衣原体感染20例,解脲支原体感染14例,两者混合感染10例;男性24例,占35.3%,衣原体感染8例,解脲支原体感染10例,两者混合感染6例。

非淋菌性尿道炎的潜伏期1~5周,症状与淋病相似,但程度较轻。典型的临床症状有尿道刺痒,伴轻重不等的尿急、尿痛与排尿困难,晨起排尿前尿道外口有少量浆液性分泌物,有时也可见痂膜黏封尿道外口。有些患者无任何症状,1%的男性非淋菌性尿道炎并发附睾炎、前列腺炎、精囊精索炎、Reiter综合征及直肠炎。女性衣原体感染的主要并发症为盆腔炎、前庭大腺炎、直肠炎和肛周炎。

非淋菌性尿道炎不经治疗或治疗不彻底则可发生一些并发症,如男性可并发附睾炎、睾丸炎、前列腺炎等,女性可并发急性输卵管炎、子宫内膜炎及盆腔炎等。

导致非淋菌性尿道炎复发或久治不愈的可能原因有:

① 再次感染同一种病原微生物(通常是来自未经治疗的性伴侣)。

② 由于产生耐药菌株,原来病菌持续存在。

③ 特发性尿道炎治疗失败。故应查明原因,如果已进行正规治疗,也能排除再接触史者,则推荐甲硝唑加红霉素口服;或琥乙红霉素,口服。

非孕期妇女一般与配偶采用同种抗生素治疗。孕期妇女禁用喹诺酮类和四环素类药物;孕期后3个月禁用氯霉素;孕期前6个月禁服氨基糖苷类药物,孕期前3个月禁用甲硝唑;磺胺类药在孕期4~6个月禁用;而红霉素和青霉素可用于整个孕期。

治愈标准为自觉症状消失,尿沉渣无白细胞,一般可不做病原体复查。

95. 尖锐湿疣并发梅毒如何治疗

梅毒是由梅毒螺旋体引起的慢性、系统性性传播疾病。主要通过性途径传播,临床上可表现为一期梅毒、二期梅毒、三期梅毒、潜伏梅毒和先天梅毒等。是《中华人民共和国传染病防治法》中,列为乙类防治管理的病种。

据调查,在1 078例尖锐湿疣病例中,有15例并发梅毒,占1.4%,其中男性9例,女性6例。一期梅毒11例,二期梅毒3例,早期潜伏梅毒1例。

一期梅毒的标志性临床特征是硬下疳。好发部位为阴茎、龟头、冠状沟、包皮、尿道口；大小阴唇、阴蒂、宫颈；肛门、肛管等。也可见于唇、舌、乳房等处。硬下疳在感染梅毒后 7~60 d 出现，大多数硬下疳为单发、无痛无痒、圆形或椭圆形、边界清晰的溃疡，高出皮面，疮面较清洁，有继发感染者分泌物多，触之有软骨样硬度。持续时间为 4~6 周，可自愈。硬下疳可以和二期梅毒并存，须与软下疳、生殖器疱疹、固定性药疹等生殖器溃疡性疾病相鉴别。出现硬下疳后 1~2 周，部分患者出现腹股沟或近卫淋巴结肿大，可单个也可多个，肿大的淋巴结大小不等、质硬、不粘连、不破溃、无痛。

二期梅毒以二期梅毒疹为特征，有全身症状，一般在硬下疳消退后相隔一段无症状期再发生。TP 随血液循环播散，引发多部位损害和多样病灶。侵犯皮肤、黏膜、骨骼、内脏、心血管、神经系统。梅毒进入二期时，梅毒血清学试验几乎 100% 阳性。全身症状发生在皮疹出现前，发热、头痛、骨关节酸痛、肝脾肿大、淋巴结肿大。男性发生率约 25%，女性约 50%，3~5 d 好转。接着出现梅毒疹，并有反复发生的特点。

1/3 的未经治疗的显性梅毒螺旋体感染发生三期梅毒。其中，15% 为良性晚期梅毒，15%~20% 为严重的晚期梅毒。

① 皮肤黏膜损害：结节性梅毒疹好发于头皮、肩胛、背部及四肢的伸侧。树胶样肿常发生在小腿部，为深溃疡形成，萎缩样瘢痕；发生在上额部时，组织坏死、穿孔；发生于鼻中膈者则骨质破坏，形成马鞍鼻；舌部者为穿凿性溃疡；阴道损害为出现溃疡，可形成膀胱阴道瘘或直肠阴道瘘等。

② 近关节结节：是梅毒性纤维瘤缓慢生长的皮下纤维结节，对称性、大小不等、质硬、不活动、不破溃、表皮正常、无炎症、无痛、可自消。

③ 心血管梅毒：主要侵犯主动脉弓部位，可发生主动脉瓣闭锁不全，引起梅毒性心脏病。

④ 神经梅毒：发生率约 10%，可在感染早期或数年、数十年

后发生。可无症状,也可发生梅毒性脑膜炎、脑血管梅毒、脑膜树胶样肿、麻痹性痴呆。脑膜树胶样肿为累及一侧大脑半球皮质下的病变,可发生颅内压增高、头痛及脑局部压迫症状等。实质性神经梅毒系脑或脊髓的实质性病损,前者形成麻痹性痴呆,后者表现为脊髓后根及后索的退行性变,有感觉异常、共济失调等多种病征,即脊髓痨。

梅毒的诊断主要依据有接触传染病史,典型的一、二期梅毒临床表现及梅毒血清学检查阳性。

梅毒的治疗必须疗程规则,剂量足够。治疗后定期进行临床和实验室随访,性伙伴要同查同治。早期梅毒经彻底治疗可临床痊愈,消除传染性。晚期梅毒治疗后可消除组织内炎症,但已破坏的组织难以修复。

青霉素,如水剂青霉素、普鲁卡因青霉素、苄星青霉素等为不同分期梅毒的首选药物。对青霉素过敏者可选四环素、红霉素等。部分患者青霉素治疗之初可能发生吉海反应,可由小剂量开始或使用其他药物加以防止。梅毒治疗后第 1 年内应每 3 个月复查血清 1 次,以后每 6 个月 1 次,共 3 年。神经梅毒和心血管梅毒应随访终身。

早期梅毒(包括一期、二期梅毒及早期潜伏梅毒)的青霉素疗法:苄星青霉素 G(长效西林),分两侧臀部肌肉注射,每周 1 次,共 2~3 次。普鲁卡因青霉素 G,肌肉注射,连续 10~15 d,总量 800 万~1 200 万单位。对青霉素过敏者可用盐酸四环素口服,连服 15 d,或强力霉素连服 15 d。

晚期梅毒(包括三期皮肤、黏膜、骨骼梅毒和晚期潜伏梅毒)及二期复发梅毒的青霉素疗法:苄星青霉素 G,每周 1 次,肌肉注射,共 3 次。普鲁卡因青霉素 G,肌肉注射,连续 20 d。可间隔 2 周后重复治疗 1 次。对青霉素过敏者可用盐酸四环素口服,连服 30 d,或强力霉素连服 30 d。

神经梅毒患者应住院治疗,为避免治疗中产生吉海反应,在注射青霉素前一天口服泼尼松,每日 1 次,连续 3 d。

① 水剂青霉素 G 静脉点滴,连续 14 d。普鲁卡因青霉素 G 肌肉注射,同时口服丙磺舒,共 10~14 d。

② 上述治疗后,再接用苄星青霉素 G,每周 1 次,肌肉注射,连续 3 周。

妊娠期梅毒按相应病期的梅毒治疗方案给予治疗,在妊娠最初 3 个月内,应用 1 个疗程;妊娠末 3 个月应用 1 个疗程。对青霉素过敏者,用红霉素治疗,早期梅毒连服 15 d,二期复发及晚期梅毒连服 30 d。其所生婴儿应用青霉素补治。

早期先天梅毒(2 岁以内)脑脊液异常者可用水剂青霉素 G 或普鲁卡因青霉素 G 治疗,具体剂量遵医嘱。脑脊液正常者:苄星青霉素 G,一次肌肉注射(分两侧臀肌)。如无条件检查脑脊液者,可按脑脊液异常者治疗。

有梅毒病史的已婚妇女在孕前必须进行全面梅毒检查。有过不洁性生活或者曾感染过梅毒的女性在打算怀孕前,最好去正规医院进行全面梅毒检测。对于那些梅毒治疗完成、梅毒症状不明显的已婚女性也要在确定梅毒治愈后,才能怀孕。在妊娠初 3 个月及末均应做梅毒血清学检查,如发现感染梅毒应正规治疗,以减少发生胎传梅毒的机会。

患梅毒后的饮食调养与其他感染性疾病一样,均要吃新鲜富含维生素的蔬菜、水果,少吃油腻的饮食,忌食辛辣刺激食物,戒烟、酒,适当多饮水,有利于体内毒素的排除。

96. 尖锐湿疣并发生殖器疱疹如何治疗

生殖器疱疹是由单纯疱疹病毒(HSV)引起的性传播疾病,主要是 HSV-2 型,少数为 HSV-1 型,是常见的性病之一。生殖器疱疹可反复发作,对患者的健康和心理影响较大;还可通过胎盘及产道感染新生儿,导致新生儿先天性感染。因此该病也是较为严重的公共卫生问题之一,应对其有效的防治引起重视。

据调查,在 1 078 例尖锐湿疣病例中,并发生殖器疱疹者有 21 例,占 1.9%,其中男性 13 例,女性 8 例。

初发生殖器疱疹分为原发性生殖器疱疹和非原发的初发生殖器疱疹。第 1 次感染单纯疱疹病毒而出现症状者为原发性生殖器疱疹,其病情相对严重;而部分患者既往有过 HSV-1 感染(主要为口唇或颜面疱疹),又再次感染 HSV-2 而出现生殖器疱疹的初次发作,为非原发的初发生殖器疱疹,其病情相对较轻。生殖器疱疹的潜伏期 3～14 d。外生殖器或肛门周围有群簇或散在的小水疱,2～4 d 后破溃形成糜烂或溃疡,自觉疼痛。腹股沟淋巴结常肿大,有压痛。患者可出现发热、头痛、乏力等全身症状。病程 2～3 周。

复发性生殖器疱疹是指原发皮损消退后皮疹反复发作,复发性生殖器疱疹较原发性生殖器疱疹全身症状及皮损轻,病程较短。起疹前局部有烧灼感、针刺感或感觉异常。外生殖器或肛门周围群簇小水疱,很快破溃形成糜烂或浅溃疡,自觉症状较轻。病程 7～10 d。

诊断生殖器疱疹的重要依据是典型临床表现、复发病史及 HSV-2 检测阳性。

治疗生殖器疱疹主要采用抗病毒治疗。治疗的目的主要是缓解症状,减轻疼痛,缩短病程及防止继发感染等。目前的治疗方法尚不能达到彻底清除病毒、消除复发的效果。平时要保持局部清洁、干燥,可每天用生理盐水清洗。疼痛者可口服止痛药,给予精神安慰。并发细菌感染者,可外用抗生素药膏。局部疼痛明显者,可外用 5% 盐酸利多卡因软膏或口服止痛药。抗病毒药治疗方案包括:阿昔洛韦,口服,每天 5 次;或阿昔洛韦,口服,每日 3 次;或伐昔洛韦,口服,每天 2 次;或泛昔洛韦,口服,每天 3 次。如果是初发生殖器疱疹,疗程为 7～10 d;复发性生殖器疱疹疗程为 5 d。频发复发者则需以较低的剂量服用较长时间的疗程。

97. 尖锐湿疣并发生殖器念珠菌病如何治疗

生殖器念珠菌病主要是由白色念珠菌感染所引起的一种常见的黏膜念珠菌病。可累及男女两性,男性表现为念珠菌性包皮龟头炎,好发于包皮过长者;而女性表现为外阴阴道念珠菌病,好发于育龄妇女,以外阴瘙痒和阴道分泌物增多为主要表现。

据调查,在 1 078 例尖锐湿疣病例中,127 例男性龟头、包皮真菌镜检阳性,占 8.8%;113 例女性阴道真菌镜检阳性,占 24.8%。

外阴阴道念珠菌病表现为外阴瘙痒、灼痛,阴道分泌物增多,尿痛,阴道内疼痛或刺激感,浅表性性交痛。外阴瘙痒是最常见的症状,几乎见于所有有症状的患者,轻重不一。典型的阴道分泌物为白色凝乳状或豆渣样,但也可呈水样或均匀黏稠状。体格检查可见外阴潮红水肿,散在抓痕或表皮剥脱,慢性感染者外阴皮肤肥厚呈苔藓样变。阴道黏膜充血、红肿或糜烂,阴道内有白色凝乳状或豆渣样分泌物,阴道壁附着有白色薄膜状物。阴道分泌物 pH 一般正常。

① 单纯性外阴阴道念珠菌病:是指妇女感染白色念珠菌引起外阴阴道炎,主要表现外阴瘙痒、灼痛,严重时坐卧不安、尿急、尿频等,一般症状较轻或中等,多见于妇女,儿童也可发病,是女性生殖道常见的感染性疾病。目前该病的发病率不断增加,已成为白带增多的最主要的病因。

② 复发性外阴阴道念珠菌病:是指妇女患单纯性念珠菌外阴阴道炎,经治疗后,临床症状和体征消失,真菌学检查阴性后,又出现症状,经真菌学检查又为阳性,可称为念珠菌外阴阴道炎复发。外阴阴道念珠菌病的症状每年复发 4 次或 4 次以上,并经病原学证实,称为复发性外阴阴道念珠菌病。

念珠菌性阴道炎是一种常见的阴道炎,由白色念珠菌感染所致。发病率仅次于滴虫性阴道炎,近年来有逐渐升高的趋势。典型的白带呈凝乳状或为片块状,阴道黏膜高度红肿,可见白色鹅口疮样斑块附着,易剥离,其下为受损黏膜的糜烂基底,或形成浅溃疡,严重者可遗留淤斑。但白带并不都具有上述典型特征,从水样直至凝乳样白带均可出现,有的完全是一些稀薄清沥的浆液性渗出液,其中常含有白色片状物,并且伴有外阴瘙痒,阴道灼热瘙痒,排尿困难。携带者可无任何临床表现。

念珠菌性包皮龟头炎患者的包皮及龟头出现弥漫性潮红、干燥光滑,包皮内侧及冠状沟处有红色小丘疹或白色奶酪样斑片,尿道口舟状窝受累时可出现尿频、尿痛。

生殖器念珠菌病的临床表现多种多样,因而诊断应根据相应临床特点并结合真菌学检查。鉴于念珠菌是人体常驻菌,所以标本培养阳性或镜检只见到少数孢子时,只能说明有念珠菌存在,不能诊断为念珠菌病,只有镜检看到大量芽孢子、假菌丝或菌丝时,才能说明该菌处于致病状态。必要时做病理检查,发现真菌侵入组织可作出诊断。

外阴阴道念珠菌病主要是局部用药,咪唑类抗真菌药比制霉菌素效果好。经咪唑类抗真菌药治疗后,80%~90%的患者症状消失,念珠菌培养阴性。

① 3%碳酸氢钠溶液:冲洗外阴阴道或1∶5 000龙胆紫溶液灌注阴道,每日1~2次。

② 制霉菌素栓剂或咪唑类抗真菌药栓剂:如克霉唑、咪康唑、益康唑、布康唑等,每晚1枚,塞入阴道深处,共1~2周。

③ 外阴炎可外涂咪唑类抗真菌制剂,如克霉唑霜、咪康唑霜、益康唑霜、酮康唑霜或联苯苄唑霜等。

④ 其他:如上述方法治疗效果欠佳时,可内服酮康唑、氟康唑、伊曲康唑等药物。

复发性外阴阴道念珠菌病目前尚无最佳治疗方案。然而,预防或维持系统性抗真菌治疗可以有效地减少复发性外阴阴道念珠菌病的复发率。所有复发性外阴阴道念珠菌病患者在开始维持治疗前应做培养证实。

① 伊曲康唑口服,月经第 1 天起共连续应用 6 个月经周期,3 日疗程。

② 酮康唑口服。

念珠菌性龟头炎用生理盐水或 0.1%雷佛奴尔溶液冲洗皮损处,每日 2～3 次。冲洗后外涂 1%～2%龙胆紫液或上述咪唑类霜剂。包皮过长者治愈后应做包皮环切术以防复发。并发尿道炎者可内服酮康唑、氟康唑或曲康唑。

98. 尖锐湿疣并发滴虫性阴道炎如何治疗

滴虫性阴道炎是由毛滴虫引起。寄生人体的毛滴虫有阴道毛滴虫、人毛滴虫和口腔毛滴虫,分别寄生于泌尿生殖系统、肠道和口腔,与皮肤病有关的是阴道毛滴虫,引起滴虫性阴道炎。滴虫性阴道炎是一种主要通过性交传播的寄生虫疾病,具有传染性。

据调查,在 1 078 例尖锐湿疣病例中,并发滴虫性阴道炎 113 例,占 9.7%。

多数滴虫性阴道炎患者无症状,少数有不适的感觉,可能持续 1 周或几个月,然后会因月经或怀孕而明显好转。阴道黏膜发炎,呈鲜红色,上覆斑片状假膜,常伴泡沫样分泌物,自觉不同程度瘙痒,少数有灼热感,白带增多,变黄绿色。偶可发生尿频、尿急、尿痛、血尿,或腹痛、腹泻、黏液便,或齿槽溢脓、龋齿。常引起尿道炎,可致膀胱炎、前庭大腺炎。

滴虫性阴道炎的诊断只需将取自后穹隆的阴道分泌物经盐水混悬后,不必染色,用普通显微镜检查,很容易观察到鞭毛的快速伸展运动和卵圆形原虫的冲刺活动,可立即作出诊断。培养比直接镜检更敏感。滴虫性阴道炎也常用巴氏染色涂片作出诊断。应做有关实验室检查以排除淋病、衣原体病及其他性传播疾病。

滴虫性阴道炎的全身治疗：

① 甲硝唑：成人每天3次，儿童酌减。肠道滴虫病疗程3～5 d。滴虫性尿道炎、阴道炎、口腔炎用药7～10 d。孕妇、哺乳期妇女禁用。

② 替硝唑：用于泌尿生殖道及口腔感染，首剂加倍，每天1次，用药5～6 d。

③ 曲古霉素：每天3次，共用药5～7 d。

滴虫性阴道炎的局部治疗：

① 滴虫性阴道炎：先用肥皂棉球擦洗阴道壁，并用0.02%高锰酸钾溶液或温开水冲洗阴道，再用1%乳酸或0.5%醋酸洗后擦干。滴维净、卡巴肿或甲硝唑，任选一种塞入阴道后穹隆或喷洒阴道内，每晚或隔夜1次，7～10 d为1个疗程，可连用2～3个疗程。

② 口腔清洁：用盐水漱口，保持口腔清洁卫生，睡前不进食甜味食品等。

99. 尖锐湿疣并发细菌性阴道病如何治疗

细菌性阴道病的发生是由于阴道菌群失调，乳酸杆菌减少而导致其他病原菌如加德纳菌、各种厌氧菌、弯曲弧菌等大量繁殖，细菌性阴道病实际上是以加德纳菌为主的一种混合感染。自1954年报道以来，因对其病原认识不清而曾称为嗜血杆菌阴道炎、棒状杆菌阴道炎和非特异性阴道炎，直至1984年在瑞典的专题国际会议上才正式命名为细菌性阴道病。

据调查，在1 078例尖锐湿疣病例中，并发细菌性阴道病65例，占女性尖锐湿疣病例的9.2%。

约有10%～50%的患者无任何症状。有症状者多诉白带增多，有味，可伴有轻度的外阴瘙痒或烧灼感。体格检查可见白带为均匀一致的量较多的稀薄白带，阴道黏膜无红肿或充血等炎症表现，无滴虫、念珠菌或淋菌感染。清洁度多为Ⅰ度。

无症状的细菌性阴道病患者易被忽视,以下 4 项中符合 3 项者即可诊断细菌性阴道病,其中线索细胞阳性必备。

① 阴道分泌物为均匀一致的稀薄白带。

② 阴道 pH > 4.5(由于厌氧菌产氨所致)。

③ 氨试验阳性,取少量阴道分泌物于玻璃片上,加入 10% 氢氧化钾液 1~2 滴,若产生一种烂鱼样腥臭味即为阳性。

④ 线索细胞阳性,悬滴法在高倍显微镜下见到 20% 以上的线索细胞。线索细胞即阴道脱落的表层细胞表面贴附大量颗粒状物(即加德纳菌等),使细胞边缘不清。

治疗细菌性阴道病主要用甲硝唑或克林霉素。全身用药时,甲硝唑 500 mg,每天 2 次,共用 7 d,有效率可达 98.8%;或克林霉素 300 mg,每天 2 次,共用 7 d,有效率达 94%。局部用药时,甲硝唑 200 mg,置于阴道内,共用 7 d;或 2% 克林霉素膏剂 300 mg,涂擦阴道,共用 7 d。疗效较口服略差。

100. 尖锐湿疣并发阴虱病如何治疗

阴虱是虱病的一种,是由寄生在人体阴毛和肛门周围体毛上的阴虱叮咬附近皮肤,从而引起瘙痒的一种接触性传染性寄生虫病。通常由性接触传播,常为夫妇共患,而以女性为多见。

据调查,在 1 078 例尖锐湿疣病例中,并发阴虱病者占 1.5%。

阴虱病的主要症状是瘙痒,但是瘙痒的程度则因人而异。瘙痒是由于阴虱用爪勾刺向皮肤打洞或穿洞、虱嘴叮咬和注入唾液时而发生的。阴虱在吸血时注入唾液是因为唾液能防止血液凝固,有利于吸血。阴虱每天吸血数次,故瘙痒为阵发性的。在阴虱叮咬处常有微孔,局部发红,有小红斑点,其上有血痂;微孔处约经 5 d,局部产生过敏反应,常隆起出现丘疹。因搔抓常出现感染,见脓疱、渗液、结痂。在患处附近可见到 0.2~2 cm 大的青灰色斑,不痛不痒,压之不褪色,可持续数月,这种青灰色斑也可见于胸腹部、股内侧等处。这种青灰色斑发生的原因目前还不清楚,可能与阴虱叮咬时的唾液进入血液有关。

根据有性接触史或其他感染史,阴毛区瘙痒,皮损主要为抓痕、血痂、继发性脓疱疮、毛囊炎或灰青色或淡青色斑等,可作出诊断。在耻骨部皮肤或阴毛区查见阴虱或虱卵即可确诊。

阴虱病应早期诊断,及时治疗。治疗方案须个体化;规则治疗并随访;追查传染源,进行检查和治疗;性伴侣应同时进行检查和治疗。

一般疗法包括剃除阴毛,内衣、内裤、月经带及洗浴用具应煮沸消毒,保持清洁卫生。患者应避免性生活,以免传染他人。外用药物擦拭患处。

药物治疗可用:

① 1%林旦:剂型有洗剂、香波和霜剂。该药有杀灭阴虱成虫和虫卵的作用。使用方法是将该药涂于患处,8 h 后洗净药物,观察 3~5 d,如未愈,可重复治疗 1 次。因该药过度吸收后可引起神经系统不良反应,故该药禁用于孕妇、儿童、患处大片表皮脱落和阴囊上有多个皮损者。

② 马拉硫磷洗剂:有杀灭阴虱成虫和虫卵的作用。使用方法是将该药涂于患处,8~12 h 后洗净。

③ 1%扑灭司林:使用该药对感染部位充分洗涤后 10 min 再用温水慢慢洗净,观察 7~10 d,如未愈,可重复治疗 1 次。

④ 6%硫磺软膏:局部涂擦,2 次/d,连用 10 d 为 1 个疗程。该药适用于婴儿。

⑤ 25%苯甲酸苄酯乳剂:外用,应隔天洗浴,并于 1 周后重复 1 次。

⑥ 中药:25%~50%百部酊也可使用。

如果瘙痒剧烈可用抗组胺药以缓解瘙痒。如继发细菌感染则应用抗生素。

患者的性伴侣也应接受检查,必要时进行治疗,以防再感染。

附录：中医专利疗法治疗尖锐湿疣效果图谱

病例一

金×× 男 46岁 南京人 肛周湿疣

初次来诊

主诉：发现肛周增生物一年有余。在外院用激光治疗2次后复发，改用外涂药物治疗（药名不详）半年多。发现越长越多、越长越硬而来我院治疗。

检查：肛周左右两侧分布片状增生物（见图一），颜色由内向外分别表现为淡红色、灰色、褐色。质地较硬，压迫无痛感，触之不出血。肛内未做检查。

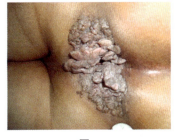

图一

处方：
1. 专利配方内服加外洗剂各10天量。
2. 忌酒、海鲜、辣椒等辛辣刺激性饮食。
3. 门诊随访。

治疗过程

患者自诉：疣体脱落过程中肛周有痛感，但能坚持。

检查:肛周疣体已大部分脱落(见图二),颜色由内向外分别表现为鲜红色、白色。质地变软,触之出血并伴痛感。

处方:

1. 专利配方内服加外洗剂(调整)。

2. 忌酒、海鲜、辣椒等辛辣刺激性饮食。

3. 门诊随访。

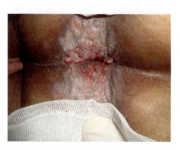

图二

治疗过程

患者自诉:肛周已摸不到增生物,这阶段治疗信心大增。

检查:肛周未见疣体(见图三),颜色主要表现为淡红色,质地较软,触之无出血及痛感。

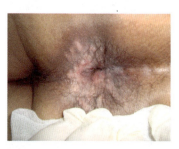

图三

处方:

1. 专利配方内服加外洗剂(调整)。

2. 忌酒、海鲜、辣椒等辛辣刺激性饮食。

3. 门诊随访。

治疗结束

患者自诉:肛周无不适感。

检查:肛周未见疣体(见图四),可见来诊前激光留下之疤痕,未经激光之处疣体脱落无疤痕。

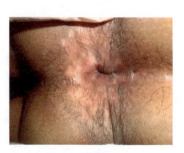

图四

处方：
1. 忌酒、海鲜、辣椒等辛辣刺激性饮食。
2. 每一到两个月复诊一次。

病例二

谭× 女 23岁 无锡人 阴道宫颈湿疣

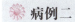

主诉：发现阴道不适伴不规则出血4月余。在外院经阴道镜检查并病检诊断为"阴道湿疣"，通过激光治疗一次，复诊时发现越长越多而放弃外院治疗来我院。

检查：阴道内布满菜花样增生物（见图一、图二），分别有绿豆、黄豆、蚕豆大小，数量不等，分布于整个阴道及宫颈。颜色通表现为淡红色。质地较硬，触之易出血。

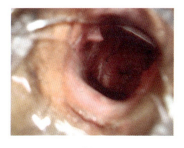

图一

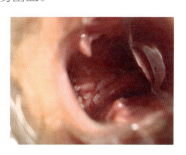

图二

处方：
1. 专利配方内服加外洗剂各10天量。
2. 忌酒、海鲜、辣椒等辛辣刺激性饮食。
3. 门诊随访。

治疗过程

患者自诉：用药过程中有白色异物从阴道内脱出，无其它不适感。

检查：阴道内增生物已全部脱落(见图三)，整个阴道及宫颈充血。

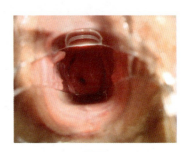

图三

处方：
1. 专利配方内服加外洗剂(调整)。
2. 忌酒、海鲜、辣椒等辛辣刺激性饮食。
3. 门诊随访。

治疗结束

患者自诉：阴道无不适感。

检查：阴道未见疣体(见图四)，阴道及宫颈无充血，粘膜颜色恢复正常。

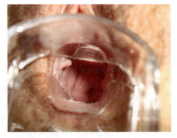

图四

处方：
1. 忌酒、海鲜、辣椒等辛辣刺激性饮食。
2. 每两个月复诊一次。

病例三

刘×× 男 30岁 合肥人 阴茎湿疣

初次来诊

主诉：发现阴茎增生物2个月，在当地医院通过病理检查诊断为"尖锐湿疣"，通过激光治疗一次后，又在原部位长出新的增生物,并且比以前生长得更快、更硬而来诊。

检查:阴茎背侧冠状沟处可见一鸡冠菜样增生物(见图一),质地较硬呈肤色,触之无压痛,无出血。

处方:

1. 专利配方内服加外洗剂各 10 天量。
2. 忌酒、海鲜、辣椒等辛辣刺激性饮食。
3. 门诊随访。

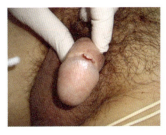

图一

治疗过程

患者自诉:用药三天后疣体变黑并开始脱落,有少许痛感。

检查:阴茎背侧冠状沟处可见一凹坑(见图二),呈鲜红色,触之出血,无明显压痛。

处方:

1. 专利配方内服加外洗剂(调整)。
2. 忌酒、海鲜、辣椒等辛辣刺激性饮食。
3. 门诊随访。

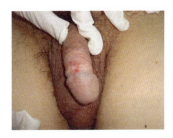

图二

治疗结束

患者自诉:阴茎无不适感。

检查:冠状沟处未见疣体(见图三),未见疤痕,表皮为正常肤色。

处方:

1. 忌酒、海鲜、辣椒等辛辣

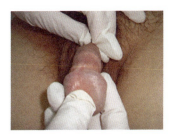

图三

刺激性饮食。

2. 每一到两个月复诊一次。

病例四

黄× 女 24岁 马鞍山人 阴道湿疣

初诊来诊

主诉：发现阴道内不适并伴不规则出血1个月，在当地医院诊断为"尖锐湿疣"，未做任何治疗而来我院。

检查：阴道内分布数十粒黄豆大小菜花样增生物（见图一），呈淡红色，质地较硬，压迫无痛感，触之出血。宫颈未见异常。

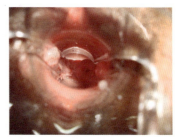

图一

处方：

1. 专利配方内服加外洗剂各10天量。
2. 忌酒、海鲜、辣椒等辛辣刺激性饮食。
3. 门诊随访。

治疗过程

患者自诉：用药过程中有黄褐色异物脱出，无痛感。

检查：阴道增生物已脱落（见图二），腔道内少许充血，触之不出血。

处方：

1. 专利配方内服加外洗剂（调整）。

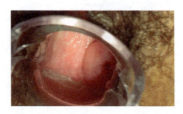

图二

2. 忌酒、海鲜、辣椒等辛辣刺激性饮食。

3. 门诊随访。

治疗结束

患者自诉：阴道无不适感。

检查：阴道未见疣体（见图三），恢复正常组织颜色。

处方：

1. 忌酒、海鲜、辣椒等辛辣刺激性饮食。

2. 每月复诊一次。

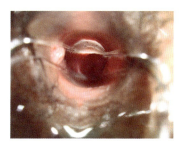

图三

病例五

汤×× 男 32岁 上海人 尿道口湿疣

初次来诊

主诉：发现尿道口长增生物半年。在当地医院诊断为"尖锐湿疣"，经激光、冷冻治疗数次仍反复复发而来诊。

检查：尿道口可见一黄豆大小菜花样增生物（见图一），

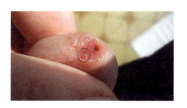

图一

色淡红，触之出血。扩开尿道口可见深约1.5厘米处有一绿豆大小鸡冠样增生物。

处方：

1. 专利配方内服加外洗剂各10天量。

2. 忌酒、海鲜、辣椒等辛辣刺激性饮食。

3. 门诊随访。

治疗过程

患者自诉:小便时尿道口有痛感,但不影响正常生活。

检查:尿道口增生物已大部分脱落(见图二),仍可见米样大小乳头样增生物,色淡红。深约1.5厘米处增生物已全部脱落。

处方:

1. 专利配方内服加外洗剂(调整)。
2. 忌酒、海鲜、辣椒等辛辣刺激性饮食。
3. 门诊随访。

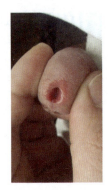

图二

治疗结束

患者自诉:尿道口无任何不适感。

检查:尿道口未见疣体(见图三),颜色、形状恢复正常。

处方:

1. 忌酒、海鲜、辣椒等辛辣刺激性饮食。
2. 每半个月复诊一次。

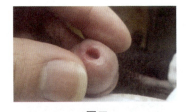

图三

病例六

郑×× 男 48岁 武汉人 阴茎湿疣

初次来诊

主诉:发现阴茎长增生物4个月。在当地医院诊断为"尖锐湿疣",经局部涂药治疗(药名不详),反复复发而来诊。

检查:冠状沟及包皮内板处可见大量菜花样增生物(见图一),呈淡红色,触之出血但无压痛,尿道无异常。

处方:

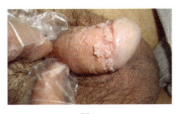

图一

1. 专利配方内服加外洗剂各 10 天量。
2. 忌酒、海鲜、辣椒等辛辣刺激性饮食。
3. 门诊随访。

治疗过程

患者自诉:用药过程中有些许痛感,但不影响正常生活。

检查:冠状沟及内板增生物几乎全部脱落(见图二),局部可见淡红色表皮,质脆,触之出血,有压痛感。

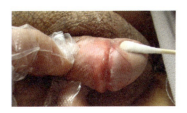

图二

处方:

1. 专利配方内服加外洗剂(调整)。
2. 忌酒、海鲜、辣椒等辛辣刺激性饮食。
3. 门诊随访。

治疗结束

患者自诉:阴茎恢复正常。

检查:阴茎体未见疣体(见图三),皮肤颜色和质地恢复正常,无疤痕。

处方:

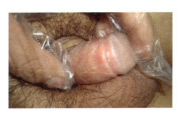

图三

1. 忌酒、海鲜、辣椒等辛辣刺激性饮食。
2. 一个月复诊一次。

病例七

吴×× 女 18岁 苏州人 阴道口湿疣

初次来诊

主诉:发现阴道口有增生物伴恶臭3个月,在当地医院诊断为"尖锐湿疣伴霉菌性阴道炎",经冷冻及抗真菌治疗后复发来诊。

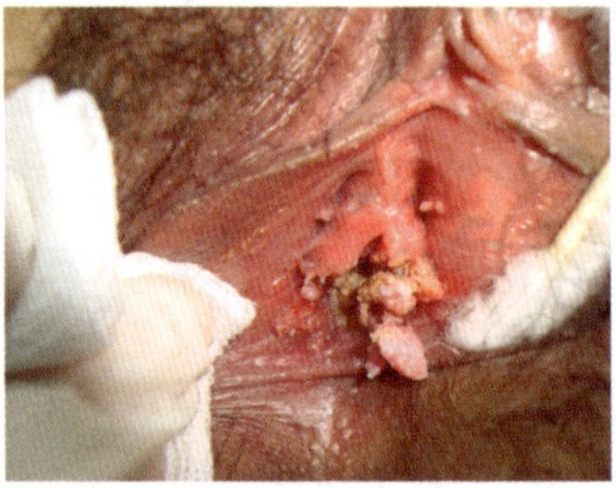

检查:阴道口可见蚕豆大乳头状增生物一个,周围绿豆大小菜花样增生物数粒(见图一),色呈淡红色,触之出血。

处方:
1. 专利配方内服加外洗剂各10天量。

图一

2. 忌酒、海鲜、辣椒等辛辣刺激性饮食。
3. 门诊随访。

治疗过程

患者自诉:用药过程中无明显痛感,局部偶有痒感。

检查:阴道口疣体已部分脱落(见图二),可见灰白增生物2粒。

处方:
1. 专利配方内服加外洗剂

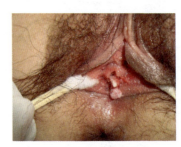

图二

（调整）。

2. 忌酒、海鲜、辣椒等辛辣刺激性饮食。

3. 门诊随访。

治疗结束

患者自诉：阴道口无不适。

检查：阴道口疣体已全部脱落（见图三），露出正常的组织，处女膜闭合完好，系带上方可见来诊前冷冻留下之凹坑。

处方：

1. 忌酒、海鲜、辣椒等辛辣刺激性饮食。

2. 每个月复诊一次。

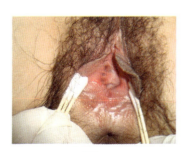

图三

病例八

许×× 男 29岁 南京人 肛周湿疣

初次来诊

主诉：发现肛周增生物8个月，在外院诊断为"尖锐湿疣"，经过间断涂药治疗3个月（药名不详），增生物反复复发并且变硬而来诊。

检查：肛门两侧可见大小不等菜花样增生物数粒（见图一），呈灰白色，压迫有痛感但不出血。

处方：

1. 专利配方内服加外洗剂

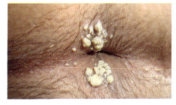

图一

各 10 天量。

2. 忌酒、海鲜、辣椒等辛辣刺激性饮食。

3. 门诊随访。

治疗过程

患者自诉:疣体脱落过程中有明显痛感,但能坚持。

检查:肛周疣体已全部脱落(见图二),局部表皮呈淡红色,其他无异常。

处方:

1. 专利配方内服加外洗剂(调整)。

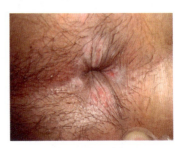

图二

2. 忌酒、海鲜、辣椒等辛辣刺激性饮食。

3. 门诊随访。

治疗结束

患者自诉:肛周无不适感。

检查:肛周未见疣体(见图三),局部皮肤基本恢复正常。

处方:

1. 忌酒、海鲜、辣椒等辛辣刺激性饮食。

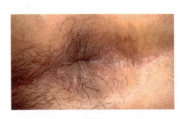

图三

2. 每一到两个月复诊一次。

病例九

周×× 男 39岁 泰州人 腹股沟湿疣

初次来诊

主诉:发现腹股沟增生物10个月。在当地医院诊断为"尖锐湿疣",经局部涂药治疗(药名不详),未见明显好转,反而越来越硬而来诊。

检查:右侧腹股沟处可见一核桃大小菜花样增生物(见图一),呈灰白色,压迫有痛感,不出血,周围皮肤略有发红。

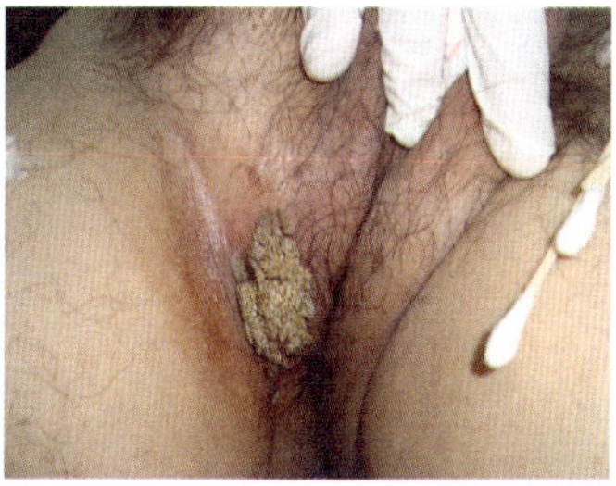

处方:

1. 专利配方内服加外洗剂各10天量。

2. 忌酒、海鲜、辣椒等辛辣刺激性饮食。

3. 门诊随访。

图一

治疗过程

患者自诉:治疗过程发现疣体脱落,有少许痛感。

检查:右侧腹股沟处可见淡红色皮损(见图二),质地略硬,压迫不出血,并高出于正常皮肤。

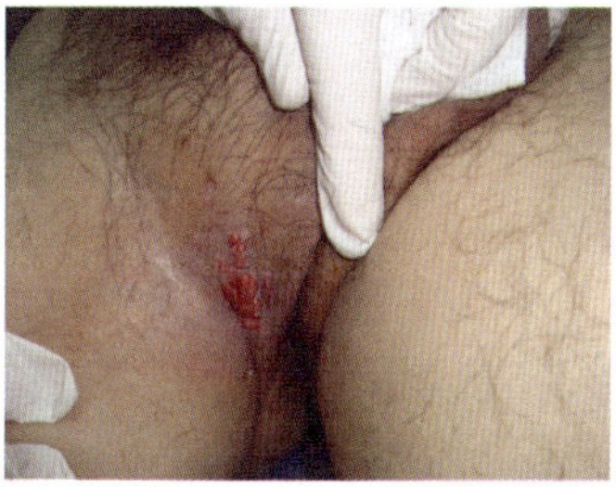

处方:

图二

1. 专利配方内服加外洗剂(调整)。

2. 忌酒、海鲜、辣椒等辛辣刺激性饮食。

3. 门诊随访。

治疗过程

患者自诉:较前阶段治疗好受很多,无不适。

检查:右侧腹股沟未见增生物(见图三),原疣体处可见灰白色皮肤。

处方:

1. 专利配方内服加外洗剂(调整)。
2. 忌酒、海鲜、辣椒等辛辣刺激性饮食。
3. 门诊随访。

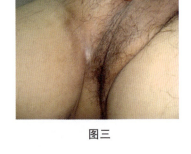

图三

治疗结束

患者自诉:无不适。

检查:右侧腹股沟处未见增生物(见图四),局部皮肤恢复正常,未见疤痕。

处方:

1. 忌酒、海鲜、辣椒等辛辣刺激性饮食。
2. 每一到两个月复诊一次。

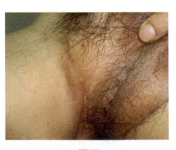

图四

病例十

夏×× 女 20岁 杭州人 阴道口湿疣

初次来诊

主诉:发现阴道口长增生物2个月,自己在网上买药外涂

（药名不详），未见好转而来诊。

检查：阴道口处女膜外围一圈长满菜花样增生物（见图一），呈淡红色，触之出血，无压感，有明显恶臭。

处方：

1. 专利配方内服加外洗剂各10天量。

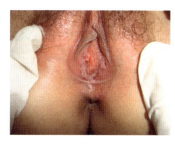

图一

2. 忌酒、海鲜、辣椒等辛辣刺激性饮食。

3. 门诊随访。

治疗过程

患者自诉：治疗过程中有少许痛感，内裤上偶见褐色脱落物。

检查：阴道口疣体已全部脱落（见图二），局部有少许充血、水肿，其他无异常。

处方：

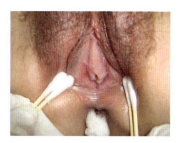

图二

1. 专利配方内服加外洗剂（调整）。

2. 忌酒、海鲜、辣椒等辛辣刺激性饮食。

3. 门诊随访。

治疗结束

患者自诉：无不适感。

检查：阴道口未见疣体（见图三），阴道口组织恢复正常。

处方：

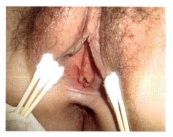

图三

1. 忌酒、海鲜、辣椒等辛辣刺激性饮食。
2. 每一到两个月复诊一次。

病例十一

姚×× 女 28岁 嘉兴人 外阴肛周湿疣

初次来诊

主诉：发现外阴增生物2月余，未做任何治疗而来我院。

检查：肛周、外阴可见数粒菜花样增生物（见图一），阴道口右侧一粒约壹元硬币大小，其他均为米样或黄豆大小，所有增生物表现为质脆，触之出血，无压痛。

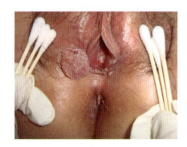

图一

处方：
1. 专利配方内服加外洗剂各10天量。
2. 忌酒、海鲜、辣椒等辛辣刺激性饮食。
3. 门诊随访。

治疗过程

患者自诉：增生物脱落过程中有痛感，不影响正常工作。

检查：外阴及肛周增生物均已脱落（见图二），局部可见鲜红色创面并有少许渗出物，局部组织水肿。

处方：

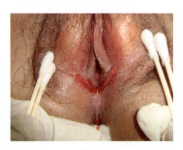

图二

1. 专利配方内服加外洗剂(调整)。
2. 忌酒、海鲜、辣椒等辛辣刺激性饮食。
3. 门诊随访。

治疗结束

患者自诉:外阴、肛周无不适感。

检查:外阴及肛周均未见增生物(见图三),局部皮肤组织基本恢复正常。

处方:

1. 忌酒、海鲜、辣椒等辛辣刺激性饮食。
2. 每一到两个月复诊一次。

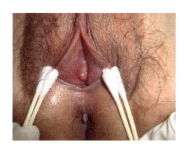

图三

病例十二

彦×× 女 46岁 滁州人 肛周湿疣

初次来诊

主诉:发现肛周增生物3个月。在外院诊断为"尖锐湿疣",未做任何治疗而来我院。

检查:肛周可见黄豆大鸡冠状增生物数粒(见图一),表现为淡红色,质硬,触之不出血,无压痛。

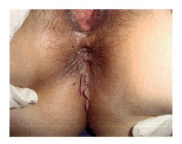

图一

处方:

1. 专利配方内服加外洗剂各10天量。

2. 忌酒、海鲜、辣椒等辛辣刺激性饮食。

3. 门诊随访。

治疗过程

患者自诉:泡药时发现有褐色组织脱落,有少许痛感。

检查:肛周疣体已全部脱落(见图二),局部留下鲜红色创面,有少许渗出液,周围皮肤正常。

处方:

1. 专利配方内服加外洗剂(调整)。

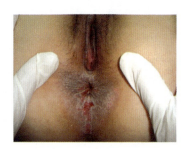

图二

2. 忌酒、海鲜、辣椒等辛辣刺激性饮食。

3. 门诊随访。

治疗过程

患者自诉:肛周无明显不适。

检查:肛周未见疣体(见图三),局部皮肤表现为灰白色。

处方:

1. 专利配方内服加外洗剂(调整)。

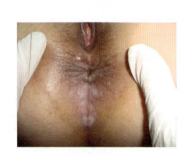

图三

2. 忌酒、海鲜、辣椒等辛辣刺激性饮食。

3. 门诊随访。

治疗结束

患者自诉:肛周无不适感。

检查:肛周未见疣体(见图四),局部皮肤组织恢复正常。

处方:

1. 忌酒、海鲜、辣椒等辛辣刺激性饮食。

2. 每一到两个月复诊一次。

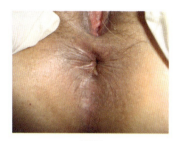

图四

病例十三

韩×× 女 38岁 芜湖人 阴道口湿疣

初次来诊

主诉:阴道口长增生物半年有余,在当地医院诊断为"尖锐湿疣",经激光和涂药治疗(药名不详)后复发而来诊。

检查:阴道口可见成簇状菜花样增生物(见图一),单个增生物大小约为绿豆大小,融合成片。所有增生物均表现为淡红色,触之不出血,无压痛。

处方:

1. 专利配方内服加外洗剂各10天量。

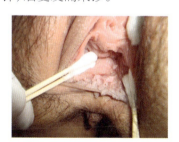

图一

2. 忌酒、海鲜、辣椒等辛辣刺激性饮食。

3. 门诊随访。

治疗过程

患者自诉:局部无明显不适感。

检查：阴道口增生物已部分脱落（见图二），局部可见鲜红色创面，触之出血，阴道口两侧可见毛刺状物。

处方：

1. 专利配方内服加外洗剂（调整）。

2. 忌酒、海鲜、辣椒等辛辣刺激性饮食。

3. 门诊随访。

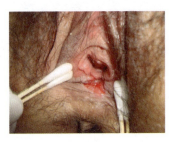

图二

治疗过程

患者自诉：泡药过程中能看到灰白色组织脱落，有少许痛感。

检查：阴道口未见增生物（见图三），局部组织轻微水肿。

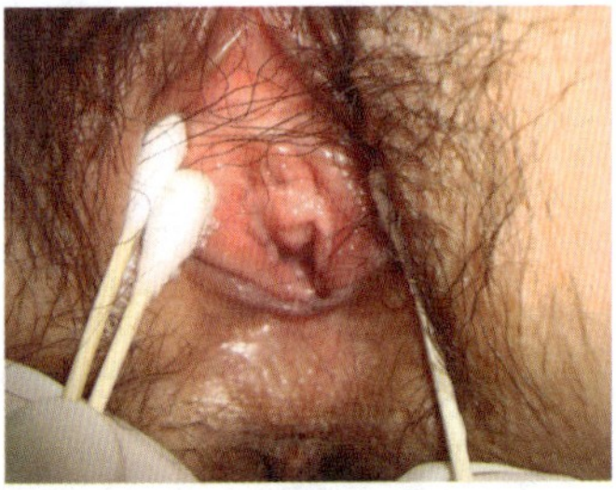

处方：

1. 专利配方内服加外洗剂（调整）。

2. 忌酒、海鲜、辣椒等辛辣刺激性饮食。

3. 门诊随访。

图三

治疗结束

患者自诉：局部很好。

检查：阴道口未见增生物（见图四），局部组织恢复正常光泽。

处方：

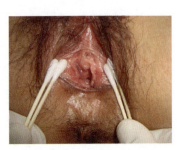

图四

1. 忌酒、海鲜、辣椒等辛辣刺激性饮食。
2. 每两个月复诊一次。

病例十四

梁×× 男 25岁 上海人 尿道口湿疣

初诊来诊

主诉：发现尿道长增生物4个月。到当地医院诊断为"尖锐湿疣"，经电灼治疗2次，反复复发而来我院。

检查：尿道口可见绿豆大、米样大小菜花样增生物各一粒（见图一），均呈淡红色，触之出血。扩开尿道口在深约1.5厘米处可见米样大小增生物2粒。

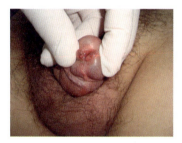

图一

处方：
1. 专利配方内服加外洗剂各15天量。
2. 忌酒、海鲜、辣椒等辛辣刺激性饮食。
3. 门诊随访。

治疗过程

患者自诉：小便时尿道口有明显痛感。

检查：尿道口增生物已全部脱落（见图二），局部充血、水肿，深约1.5厘米处仍可见2粒米样大小增生物。

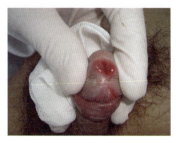

图二

处方:
1. 专利配方内服加外洗剂(调整)。
2. 忌酒、海鲜、辣椒等辛辣刺激性饮食。
3. 门诊随访。

治疗过程

患者自诉:小便时仍有痛感。

检查:尿道口未见增生物(见图三),局部有少许水肿,深约1.5厘米处未见增生物。

处方:
1. 专利配方内服加外洗剂(调整)。

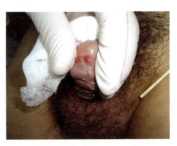

图三

2. 忌酒、海鲜、辣椒等辛辣刺激性饮食。
3. 门诊随访。

治疗结束

患者自诉:无不适感。

检查:尿道口未见增生物(见图四),局部组织恢复正常,未见疤痕形成。

处方:
1. 忌酒、海鲜、辣椒等辛辣刺激性饮食。
2. 每一到两个月复诊一次。

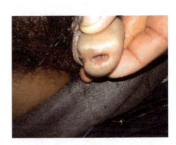

图四

病例十五

左×× 男 42岁 南昌人 阴茎湿疣

初次来诊

主诉:发现阴茎长增生物1年有余。在当地医院诊断为"尖锐湿疣",经手术、激光等治疗未愈,反而越长越多来诊。

检查:包皮内板及龟头布满菜花样增生物(见图一),在增生物覆盖下已看不到正常的组织。颜色均表现为淡红色,触之出血,有少许脓性分泌物并散发恶臭。

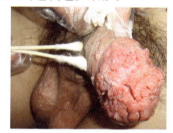

图一

处方:

1. 专利配方内服加外洗剂各20天量。
2. 忌酒、海鲜、辣椒等辛辣刺激性饮食。
3. 门诊随访。

治疗过程

患者自诉:在治疗过程中能清楚看到增生物的脱落过程,有明显痛感。

检查:阴茎增生物已大部分脱落(见图二),可见绿豆大增生物,呈灰褐色,龟头及内板可见正常组织。

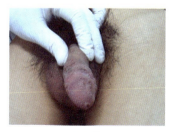

图二

处方:

1. 专利配方内服加外洗剂(调整)。

2. 忌酒、海鲜、辣椒等辛辣刺激性饮食。
3. 门诊随访。

治疗过程

患者自诉：治疗过程无痛感，患者治疗信心大增。

检查：阴茎未见增生物（见图三），包皮及龟头组织颜色已基本恢复正常。

处方：

1. 专利配方内服加外洗剂（调整）。
2. 忌酒、海鲜、辣椒等辛辣刺激性饮食。
3. 门诊随访。

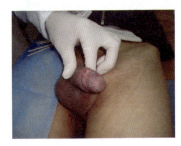

图三

治疗结束

患者自诉：无不适感。

检查：整个阴茎未见增生物（见图四），包皮内板及龟头组织恢复正常，未见治疗留下之疤痕。

处方：

1. 忌酒、海鲜、辣椒等辛辣刺激性饮食。
2. 每一到两个月复诊一次。

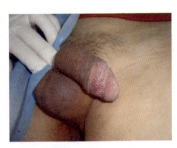

图四

附录：中医专利疗法治疗尖锐湿疣效果图谱 / 155

证书号第1157100号

发明专利证书

发 明 名 称：一种治疗尖锐湿疣的中药组合物及其制备方法

发 明 人：李兴春

专 利 号：ZL 2011 1 0166572.3

专利申请日：2011年06月20日

专利权人：李兴春

授权公告日：2013年03月20日

  本发明经过本局依照中华人民共和国专利法进行审查，决定授予专利权，颁发本证书并在专利登记簿上予以登记，专利权自授权公告之日起生效。
  本专利的专利权期限为二十年，自申请日起算。专利权人应当依照专利法及其实施细则规定缴纳年费。本专利的年费应当在每年06月20日前缴纳。未按照规定缴纳年费的，专利权自应当缴纳年费期满之日起终止。
  专利证书记载专利登记时的法律状况。专利权的转移、质押、无效、终止、恢复和专利权人的姓名或名称、国籍、地址变更等事项记载在专利登记簿上。

局长

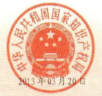

2013年03月20日

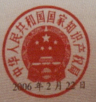